膳

浙江药膳
制作技艺

蒋公标　何伯伟　主编

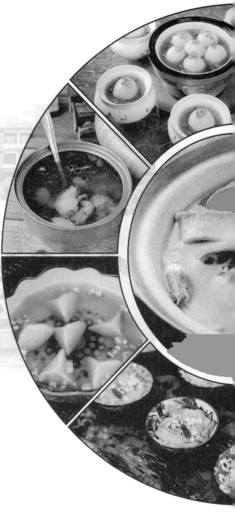

中国农业科学技术出版社

图书在版编目（CIP）数据

浙江药膳制作技艺／蒋公标，何伯伟主编 . --北京：中国农业科学技术出版社，2023. 6

ISBN 978-7-5116-6299-6

Ⅰ.①浙… Ⅱ.①蒋…②何… Ⅲ.①药膳-制作-浙江 Ⅳ.①R247. 1

中国国家版本馆 CIP 数据核字（2023）第 098459 号

责任编辑	闫庆健
责任校对	贾若妍　李向荣
责任印制	姜义伟　王思文

出 版 者	中国农业科学技术出版社
	北京市中关村南大街 12 号　　邮编：100081
电　　话	（010）82106632（编辑室）　　（010）82109702（发行部）
	（010）82109709（读者服务部）
网　　址	https://castp.caas.cn
经 销 者	各地新华书店
印 刷 者	北京富泰印刷有限责任公司
开　　本	148 mm×210 mm　1/32
印　　张	8. 625
字　　数	248 千字
版　　次	2023 年 6 月第 1 版　2023 年 6 月第 1 次印刷
定　　价	66. 00 元

《浙江药膳制作技艺》
编 委 会

前　　言

2016 年中国医疗体制改革，提出以"治病为中心"向以"预防为中心"转变的新战略，同年颁布了《健康中国2030》，习近平总书记在 2019 年全国卫生与健康大会上提出"要着力推动中医药振兴发展，努力实现中医药健康养生文化的创造性转化、创新性发展"。为认真落实《中共中央 国务院关于支持浙江高质量发展建设共同富裕示范区的意见》《中共浙江省委 浙江省人民政府关于促进中医药传承创新发展的实施意见》等要求，2021 年，浙江省农业农村厅出台了《关于加快推进中药材产业高质量发展的实施意见》，提出要"持续开展'浙江十大药膳'推选活动，研制《浙江药膳》系列团体标准，推广'中央药膳厨房+冷链配送+生产基地'模式，打响特色药膳品牌，打造'一桌药膳、百家龙头、千亿产值'的产业发展新格局"。

近年来，浙江省中医药大健康联合体、浙江省中药材产业协会、浙江省中医药学会、浙江省营养学会、浙江省餐饮行业协会等单位联合并连续组织开展了四届"浙江省十大药膳"评选活动，评选活动对弘扬中医药养生文化，推进全省中药材产业融合发展和乡村振兴战略的实施发挥了积极作用；同时开发创新了一批有市场影响力的药膳产品，培养了一支懂中医药、能烹饪药膳的人才队伍，培育了一批有品牌的药膳产业基地和企业，营造了食药物质产业发展的良好氛围。

为规范"浙江省十大药膳"评选活动，培养一支高素质的药膳技艺"工匠"人才，推动全省药膳产业高质量发展，由浙江省中药材产业协会药膳分会、浙江省中药材产业协会、浙江省农业技术推广中心、浙江省广播电视学校（浙江省乡村振兴促进中心）、浙江省中医药健康产业集团、浙江中医药学会、磐安县人民政府、浙江求是药膳研究院联合组织专家编写了《浙江药膳制作技艺》，作为继续教育培训教材。

《浙江药膳制作技艺》的编写坚持以中医理论为指导，全面促进"食药物质"产业融入大健康领域，树立"大食物、大农业、大资源、大营养、大中药、大健康"的发展理念，充分发挥中药材多样性价值，促进多元化开发利用。本书包括六章：第一章，药膳基础理论；第二章，食物类原料；第三章，药物类原料；第四章，药膳制作基本技能；第五章，药膳配伍禁忌及饮食禁忌；第六章，中医药膳常用药膳方。附录一，浙江省十大药膳（四届）作品，附录二，浙江省药膳技艺比赛大事记。本教材具有指导性、实用性和可操作性强的特点，可供广大药膳从业人员开展继续教育培训、职业技能培训，掌握系统理论和提升实操技能水平使用，满足全省推进药膳产业的发展需求。

本教材的编写得到了浙江省农业农村厅领导、浙江省中医药大健康联合体行业专家的指导帮助，得到磐安县中药产业发展促进中心和"浙八味"道地药材优势特色产业集群项目建设的支持，在此一并表示衷心感谢！

由于时间紧迫，水平有限，书中难免存在错误疏漏，希望广大读者提出宝贵的意见，以便今后修订。

编　者

2023 年 1 月

目　　录

第一章　药膳基础理论

第一节　药膳概念

食疗药膳是我国传统中医药学的重要组成部分，已有3 000多年悠久历史。史载，西周时已设有"食医"，专门为帝王配膳。古代名医扁鹊曾说："君子有疾，期先命食以疗之，食疗不愈，然后命药。"唐代名医药王孙思邈也说："凡欲治疗，先以食疗，既食疗不愈，后乃用药。"可见，食疗药膳早已为历代医家所肯定。

食疗药膳学是研究中国传统医药学中有关食养、食补、食疗和药膳的理论和经验，加以整理、提高和应用，并把它与现代营养学相结合的一门养生保健、防病疗疾、健身强体的实用科学。

食疗是在中医药学的理论指导下，根据"药食同源""医食同源"学说及辨症辨体施食等食治原则，利用食物中所含营养成分和其他成分及所具有的某种食疗功能，通过合理加工和烹调制成食疗食品来养生保健、防治疾病，达到强身健体、延年益寿的目的。

药膳是食疗的具体应用，是药食结合的典型。它是在中医药学理论指导下通过对服食者进行辨症辨体后，选用具有一定相应食疗功能的食物或和药物配制成美味食疗菜肴、药饭、药粥、药点、药酒、药菜等供服食或佐餐的祛病、保健、养生方式。药膳通过运用食物及药物配制成美味食品来调整阴阳、纠正不平衡，使机体恢复正常生理状态，使人们在饮食中获得防病疗疾、健身强体的效果。

食疗药膳的主要理论基础之一为"药食同源""医食同源"学说，《淮南子》记载："神农尝百草之滋味，水泉之甘苦，令民知所避就。"这一传说反映先民在寻食过程中分辨出可食之品和有毒之品，其之所"避"在避其毒，这一类便是"药"，其之所"就"即就可食之品，即食物。所以"药"与"食"是分开来的，所谓"药食同源"应理解为源于同一发现过程，并不是食即是药、药即是食。作为药，特点是有"毒"，可知如果没有"毒性"是不能治疗疾病的，这也许是最初的"以毒攻毒"观念的体现。今天来理解所谓的"毒"，即是指药物的各种性能。由于食与药源于同一发现过程，所以食物与药物一样也均有其各自的性能，例如性、味（四气五味）、升降浮沉、归经、配伍、禁忌、食疗功效等，因此就有"医食同源"之说。

食疗药膳也有阴阳平衡学说。根据中医学理论，人体必须保持阴阳动态的相对平衡才能维持正常的生理状态，否则就会引起病变。食疗药膳是在辨别机体临床症状的阴阳属性后，利用食物的四气五味、归经和阴阳属性等食疗功效来调整阴阳，纠正不平衡状态，使机体恢复正常生理状态。

食疗药膳还有"食饮有节、五味调和"学说。《黄帝内经》曰：食饮有节，五味调和。并谓：上古之人，其知道者，法于阴阳，和于术数，食饮有节，起居有常，不妄作劳，故能形与神俱，而尽终其天年，度百岁乃去。这句话是说人要达到健康长寿必须遵循人体阴阳平衡和客观自然规律，食与饮必须在数量与质量两方面进行节制，生活规律，劳逸结合。在日常膳食结构上，《黄帝内经》又云：五谷为养，五果为助，五畜为益，五菜为充，气味合而服之，以补精益气。膳食搭配中谷、肉、果、菜都要具备，辛、酸、甘、苦、咸五味要调和，不偏嗜，这些论述，符合养生保健的要求，也符合世界卫生组织倡导的平衡膳食要求。

古云：人以食为天，孟子曰：食、色，性也，可见饮食与人息息相关。正是由于食疗药膳与人们日常饮食关系密切，贴近人们日常生活，食物丰富，制作简易，服食方便，养生疗疾确有实效，故越来越受到国内外各界人士的欢迎与接受。食疗药膳是我国传统中医药中的瑰宝，是我国独特的医学饮食文化，它必将为促进人类健康水平的提高作出新贡献。

第二节 药膳发展历史

一、萌芽阶段

中医食疗药膳源于远古时期，古人"药食同源"的认识说明在中医学起源时就已伴随药膳的萌芽，这一阶段应在殷商之前。

人类在最早的茹毛饮血时期，为了生存，发现并总结出许多食物既可饱腹充饥，又能减轻疾病痛苦或治疗疾病。这样将那些治疗作用显著的药物分离出来，称为药物，故有"药食同源"之说。至今民间广泛流传的喝鹿茸血可补肾壮阳，胶蛇胆能清肝明目，就保留了上古食疗的痕迹。火的应用是人类的一大进步，使人类的食物由生食到熟食，缩短了消化的过程，减少了胃肠道疾病，扩大了食物的范围，体质得到了增强。火的使用，使人类的饮食谱发生了根本变革，开创的各种食物烹饪方法，为中医药膳的制作奠定了重要基础，也为药膳的形成开辟了新途径。

自夏朝时期发明了发酵酿酒后，酒不仅是饮料，也成了治病的药品。殷商时代，宰相伊尹著的《汤液经》，记录了采用烹调技术，制药疗疾的过程，将医用汤液从烹调中分离出来。"神农尝百草"的传说表明远古时期的人们已经有意识、有目的地寻找可食用、可治病的物品，为后世食疗药膳的发展奠定了基础。

二、奠基阶段

自西周至秦汉时期，中医食疗药膳基本理论初步形成。

《周礼》中记载了"食医"官职。食医主要负责掌理调配周天子的"六食""六伙""六膳""百馐""百酱"的滋味、温凉和分量。食医所从事的工作与现代营养医生的工作类似，同时书中还涉及其他一些有关食疗的内容。《周礼·天官》中还记载了疾医主张用"五味、五谷、五药养其病"，疡医则主张"以酸养骨，以辛养筋，以咸养脉，以苦养气，以甘养肉，以滑养窍"等。这些记载表明，中国早在西周时代就有了丰富的药膳知识，并出现了从事药膳制作和应用的专职人员。

《黄帝内经》的问世为食疗药膳的发展奠定了理论基础，如《素问·藏气法时论》所说：毒药攻邪，五谷为养，五果为助，五畜为益，五菜为充，气味合而服之，以补精益气。说明人体需要摄取各类食物才能健康，和现代膳食均衡的观点基本一致。《素问·痹论》所说：饮食自倍，肠胃乃伤。《素问·宣明五气篇》载：辛走气，气病无多食辛；咸走血，血病无多食咸；苦走骨，骨病无多食苦；甘走肉，肉病无多食甘；酸走筋，筋病无多食酸。指出饮食过量易导致肠胃疾病发生，饮食五味偏嗜对人体疾病康复亦有较大影响。

秦汉时期，人们对食疗治病、防病有了广泛应用，如秦始皇寻求长生不老药；汉代张骞出使西域，带回核桃、胡瓜、西瓜、无花果等食物；东汉马援从交趾带回薏苡仁……如此大大增加了食物的品种，促进了食疗的发展。

《汉书·艺文志》收有《神农食经》，虽已亡佚，但"食经"说明是食疗药膳的专著；收录的《汤液经法》三十二卷、《神农黄帝食禁》七卷，说明人们极其重视饮食宜忌，已总结出食疗药膳应遵循的普遍规律。《神农本草经》中收录中药 365 种，其中药用食物多达 50 种，上品有酸枣、橘柚、大枣、葡萄、海蛤等 22 种，中品有干姜、赤小豆、粟米、黍米、龙眼等 19 种，下品有杏仁、桃仁等，说明当时对于一些食物的药用价值已经给予了重视和肯定。

东汉张仲景编写的《伤寒杂病论》中不乏有食疗药膳的有关内容，进一步发展了中医理论。在治疗上除了用药还采用了大量的饮食调养方法来配合，如白虎汤用粳米，百合鸡子黄汤用鸡蛋，黄芪建中汤用饴糖，十枣汤用枣，甘麦大枣汤用枣、小麦等，这些食疗方至今还常用于临床。张仲景说："所食之味，有与病相宜，有与身为害，若得宜则益体，害则成疾。"他对食物疗法在治疗过程中的重要作用，已经说得相当明确了。汉代以前虽有较丰富的食疗药膳知识，但仍不系统，为中医食疗药膳的理论奠定基础。

三、发展阶段

晋唐时期的药膳理论有了长足的发展，出现了一些专门著述，是中医食疗药膳的发展阶段。

自晋王朝建立，直至隋唐，政治渐趋稳定，经济逐渐繁荣，医学和食疗保健得到较大的发展。晋代葛洪的食方《肘后备急方》、北魏崔洁的《食经》、梁代刘休的《食方》等著述对中国药膳理论的发展起到了承前启后的作用。唐代孙思邈著的《千金要方》中设有"食养食治"专篇，至此，食疗已开始成为专门学科，共收集食治原料 162 种、四大门类，其中果实类 30 种、菜蔬类 63 种、谷米类 24 种、鸟兽类 45 种，奠定了食治原料的基础。孙思邈针对当时炼丹服石损伤人体的流弊，力主食养。孙思邈指出：食能排邪而安脏腑，悦情爽志以滋气血，"夫为医者，当须先调晓病源，知其所犯，以食治之。食疗不愈，然后命药""若能用食平疴，释性遣疾者，可谓良工，长年饵老之奇法，极养生之术也"。他的弟子孟诜集前人之大成编成了《食疗本草》，这是我国第一部食疗学专著，共收集食物 241 种，详细记载了食物的性味、保健功效，过食、偏食后的副作用，以及其独特的加工、烹调方法。南唐陈士良的《食性本草》，进一步将食疗药膳作为专门的学科进行详细的论述，为食疗药膳的全面发展打下了更坚实的基础。

四、成熟阶段

宋代中医学的发展获得重大机遇，国家对医学文献进行了空前规模的整理校勘、注释，皇家编纂的大型方书《太平圣惠方》专门设有"食治"门，所载食疗方达百首，将食疗保健的作用总结为"病时治病，平时养身"，对后代食疗学影响较大。《圣济总录》中记有食治方 285 个，有酒、面、饮、散等不同形式，且制作方法也较详细。元朝的统治者也重视医药，提倡蒙、汉医的进一步结合并吸收外域医学的成果，由饮膳太医忽思慧所著的《饮膳正要》，是我国第一部营养学专著，收载食物 203 种，它超越了食疗药膳的旧概念，首次从营养学的观点出发，强调了正常人应加强饮食、营养的摄取，用以预防疾病，并详细记载了饮食卫生、服用药食的禁忌及食物中毒的表现，颇有见解。他强调："夫安乐之道，在乎保养……善养性者，先饥而食，食勿令饱，先渴而饮，饮勿令过，食欲数而少，不欲顿而多。"《饮膳正要》是中医食疗药膳学发展史上的一个里程碑，它不仅标志着中国食疗药膳的成熟和高度发展水平，同时它还开启了我国食物本草研究从着重于"食治"转变为着重于"食补"的新阶段。它基本上反映了当时中国食疗药膳总的水平。此外，还有贾铭的《饮食须知》、吴瑞的《日用本草》、娄居中的《食治通说》、郑樵的《食鉴》等，都从不同侧面论述了食疗与药膳，将其提高到相当的高度。

第三节　药膳药性理论

一、四气

四气，又称四性，指药（食）具有寒、热、温、凉四种不同的药（食）性。实际上可分为两大类，即寒凉与温热。寒凉性的药物或食物主要作用是清热泻火、解毒、滋阴等，主要用于温热性的病症或体质，如生地、银花、梨等。温热性的药物或食物具有温中祛寒、温经通络、温阳化气、活血化瘀、温化痰饮等作用，主要用于寒凉性的病症或体质，如肉桂、干姜、狗肉等。

另外，寒热之性不甚明显者称之为平性。平性药（食）性质多平和，养生、补养宜多用这类药食，尤宜于药膳中广泛应用。

二、五味

五味，指酸、苦、甘、辛、咸五种药（食）味。药（食）五味不明显者为淡味，所以，有时也称六味。不同的味有不同的功效，具体来说：

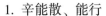

1. 辛能散、能行

具有发散、行气、行血、健胃的功能。用于外邪犯表或邪毒需要外散者。如生姜散邪，芫荽透疹，陈皮行气。

2. 甘能补、能和、能缓

具有滋养、补脾、缓急止痛、润燥等作用。用于机体虚弱或虚症，如党参、大枣；用于脾胃气虚，如粳米、鸡肉；用于气滞腹痛，如饴糖、甘草。

3. 酸能收、能敛

具有收敛、固涩、止泻的作用。多用于多汗、久泻、遗精、咳嗽等症。如五味子敛肺止咳，金樱子止遗精滑泄。

4. 苦能燥、能泄

具有清热、泄降、燥湿、健胃等作用。多用于机体偏热或热邪为患的病症。如苦瓜常用于清热解毒；黄连用于清热，治疗热病。

5. 咸能软、能下

具有软坚、润燥、补肾、养血、滋阴等作用。如海藻、昆布等有软坚散结作用，用于瘰疬、痰核、痞块；淡盐水能通便秘，用于大便秘结；淡菜、鸭肉补肾；乌贼、猪蹄补血养阴等。

五味之外，淡能渗利，具有渗湿利尿功效，用于水肿、小便不利，如冬瓜、薏苡仁。味涩的药（食）具有收敛固涩的功能，如石榴皮可止泻。

三、升降浮沉

药物、食物的升降浮沉是指其在人体内的作用趋向。升是功效上行，降是功效下降，浮指功效发散，沉指功效内行泻下。

一般来说，凡升浮的药物、食物，多具有祛风、发表、散寒、升阳、开窍、涌吐、引药上行的功效，常用于邪犯肌表，寒气不能宣发；风寒之邪阻滞经脉，气虚下陷，气血不畅；瘀血痰浊上逆，蒙蔽心窍；邪停胃脘胸膈，或病在上焦者，均可用升浮的药物、食物以升发阳气，发散外邪，祛除邪气。

凡沉降的药物、食物，多主向内下行，具有清热、利水渗湿、泻下、消积导滞、潜阳镇逆、止咳平喘、安神镇惊、引药下行等功效，主要用于病势上逆，不能下降的病症。如邪热壅盛的热症，水湿积聚的肿满症，热结胃肠的腑实症，积滞不化、肝阳上亢、肺气上逆、心神不宁、胃肠气逆等症。

药物、食物的升降浮沉与其本身质地有关。一般而言，质轻者常具升浮特性，质重者多有沉降功能。如苏叶、菊花等能升浮，莱菔子、枳实等多沉降。但也有例外，如"诸花皆升，旋覆花独降""诸子皆降，蔓荆子独升"。

升降浮沉还受药物、食物的性味和加工炮制的影响。如味辛甘淡、性温热的药食升浮，味苦酸咸、性寒凉的药食沉降。酒炒升，醋炒敛，盐炒下行，姜炒散。

临症时应考虑病变部位的不同，选择作用趋向不同的药食。如病位在胸膈上者，不可用沉降药（食）以引邪深入，只能用升浮药（食）以上升发散；病势上逆者，不能用升浮药（食），只能用潜镇药（食）以导邪下行，否则邪势加剧。违反了这一基本原则，非但不能治愈疾病，反而可使病情加重。

四、归经

药（食）归经主要是指药物或食物对机体某部位的选择性作用。药物或食物的归经有些是根据五行属性理论推衍出来的，如熟地色黑入肾，能补肾精；酸枣仁味酸入肝，补肝血而安神。但更多还是在长期的临床实践中，根据疗效而概括确立的。如银杏白果能定喘（以下称白果），入肺经；淮山药能治溏泻，入脾经。

五、毒性

古代药物毒性的含义较广，常常把毒药看作是一切药物的总称，把药物的偏性看作是药物的毒性。现代所指药物、食物的毒性，主要是指药物、食物对人体的伤害作用。对具毒性的药物、食物原料，应用时应掌握以下两条基本原则：一是药物、食物原料的毒性应充分掌握，不可乱用；二是对有毒性作用的药物、食物原料要严格掌握其用量、用法。如白果常用量可止咳平喘，但过量可引起中毒；生半夏有毒，但用生姜炮制后，可减轻其毒性。

药膳终究是膳食，所以，选料时应尽量避免毒性、烈性较强的原料，以避免用膳者的畏惧心理，增强其对药膳功效的信心，能较长时间服用而达到调理的目的。

第四节　药膳的配伍理论

配伍是指将不同的原料进行搭配使用。主要目的在于提高疗效，减少不良反应。

一、食疗药膳配伍原则

中医组方有"君、臣、佐、使"的原则。在食疗药膳组方时也应遵循这一原则，其含义是：

1. 君料

就是针对主因、主症或主要体质起主要调治作用的药物或食物。

2. 臣料

有两个含义：一是协助主料加强其调治主因、主症或主要体质的药物或食物；二是针对兼病、兼症起调治作用的药物、食物。

3. 佐料

有三方面含义：一是加强君、臣药物、食物的调治作用，或直接调治次因、兼症或次要症状；二是减轻或消除君、臣药物、食物的毒性或烈性；三是反佐君、臣药物，食物性味相反而能在治疗中起相成作用的药物、食物。

4. 使料

有两种含义：一是引经作用，即能引方中诸药、食物直达病所；二是协调作用，即具有调和诸药、食物的作用。

如四君蒸鸭主要是由党参、白术、茯苓、嫩鸭组成，加姜、葱、盐、酒等烹调，用以治疗脾胃气虚所致的食少、腹胀、便溏、面黄、声低、四肢乏力、舌淡、脉细弱等症。方中党参具有良好的补气、健脾作用,为君;白术是健脾良药,鸭子能健脾补虚,两者皆可提高党参的补气作用,为臣;方中佐以茯苓,其健脾作用更强;姜、葱、盐、酒调味,具有调和诸药、食物的作用,为使。

食疗药膳是以膳食为主,在临症运用时,应遵循但不必拘泥于"君、臣、佐、使"原则,切勿死搬硬套,而应灵活运用。

二、食疗药膳配伍的选料方法

食疗药膳配伍的选料主要注意以下 6 个方面:

1. 单行

单一物料的独立使用。如独参汤。

2. 相须

性味功效相似的食物或药物配合运用后可相互增强功效。如党参配北芪,能增强其补气的功能。

3. 相使

功效相似的药食相配,主辅分明,辅料能提高主料的功效。如治疗中暑可用石膏竹叶粥,本方以石膏清热为主,以竹叶清心,米粥养阴为辅。

4. 相畏

或称"相杀"。一种物料能减轻或消除另一物料的不良反应或毒性。如紫苏与鱼虾相配,紫苏能解鱼虾的毒性。

5. 相恶

两种物料相互配伍时功效降低,甚至相互抵消。如人参恶萝卜。

6. 相反

指两种物料相互配伍时,能产生毒性或副作用。如蜜反生葱。

相须、相使、相畏(相杀)在配料时应当加以利用;而相恶、相反属配伍禁忌,应当防止出现。

三、食疗药膳配伍禁忌

食疗药膳配伍禁忌主要有"十八反""十九畏"，妊娠禁忌、药食禁忌等。

1. "十八反"

乌头反半夏、瓜蒌、贝母、白蔹、白及；甘草反海藻、大戟、芫花、甘遂；藜芦反元参、丹参、沙参、玄参、苦参、细辛、芍药。

2. "十九畏"

硫黄畏朴硝，水银畏砒霜，狼毒畏密陀僧，巴豆畏牵牛，丁香畏郁金，牙硝畏京三棱，川乌、草乌畏犀角，人参畏五灵脂，官桂畏赤石脂。

3. 妊娠禁忌

分为禁用和慎用。禁用多系毒药，药性猛烈，堕胎作用强的药物或食物。如麝香、水蛭等。慎用主要是活血化瘀、行气、攻下、温里药中的部分药物或食物。如桃仁、枳实、枳壳、芦荟、附子、肉桂等。

4. 药食禁忌

是指药物与食物的配伍禁忌。如古人说的常山忌葱，地黄、首乌忌葱、蒜，萝卜、薄荷忌鳖肉，茯苓忌醋，鳖甲忌苋菜，蜜忌生葱等。

第五节　药膳的治法理论

不同的病症，不同的体质当选用不同的治法。临症主要有如下九大治法。

一、汗法

凡具有宣散外邪，发汗解表，解除表症的治法，称汗法。

解表药膳主要分为散寒解表（辛温解表）和疏风清热（辛凉

解表）两类。辛温解表方如生姜红糖茶；辛凉解表方如桑菊薄
荷饮。

二、温法

凡具有祛除寒邪功效，用于治疗里寒症的治法，称为湿法。

如用于脾胃虚寒的黄芪建中汤等；用于寒湿凝滞痛经的仙
术汤。

三、清热法

是指具有清热泻火、凉血解毒功效，用于治疗阳热病症的治
法。如石膏粳米粥。

四、消法

凡通过消导和散结作用，以祛除气、血、痰、食、水、虫等有
形之邪的停滞结聚，使之逐渐消散的方法，称为消法。有形之邪种
类较多，消法范围也比较广泛，如消食导滞、化痰、祛湿。杀虫、
消坚散结、活血消癥散疲等均具有"消"的含义，但消法主要指
消食导滞、消癥散疲，多用于饮食积滞、肿块等病症。如消食导滞
药膳方：山楂萝卜汤等。

五、下法

凡能通导大便，使滞留于肠道的宿食、燥屎、实热、冷积、瘀
血、痰结、水饮等有形实邪从下而解的方法，称为下法。可分为润
下法和寒下法等，润下法如用麻仁润肠丸润肠通便；寒下法如用蕹
菜落葵汤泻热通便。

六、补法

凡能补益人体正气，提高人体的抗病能力、康复能力，用于调
治人体气血阴阳不足的药膳，称为补益类药膳。

补气药膳：主要用于气虚症，症见肢倦无力、气短懒言、动辄

气喘、面色无华，食欲减退，便溏腹泻、自汗、舌淡弱等。如黄芪蒸鸡。

补血药膳：主要用于血虚症，症见眩晕、失眠、多梦、神疲心悸、肢体麻木、面色无华、舌质淡白、脉细弱等。如阿胶鸡蛋羹。

气血双补药膳：用于既有气虚又有血虚的症候。如当归补血汤。

补阴药膳：用于阴虚病症，症见失眠、便秘溏赤、潮热盗汗、口燥咽干、五心烦热、脉象细数等。如桑葚膏。

补阳药膳：主要用于阳虚症，症见畏寒怕冷、腰膝酸痛、小便清长或尿频、阳痿早泄、脉象细弱等。如枸杞羊肉汤。

七、理气法

凡具有行气、降气作用，用于气滞、气逆状态的治法，称为理气法。

行气药膳：凡具有疏通气机，促进气血运行，具有消除瘀滞作用的药膳，均称行气药膳。用于胸脐腹部胀满疼痛、嗳气不舒等病症。如佛手玫瑰茶。

降气药膳：凡具有降逆作用，用于气逆、呕吐、喘急等病症的药膳称降气药膳。如生姜橘饼饮。

八、理血法

凡以疏通血脉，消除体内瘀血及制止体内或体外各种出血为主要作用的治法称为理血法。

其中，活血化瘀药膳主要用于血行不畅或瘀血内阻的各种状态，如经闭、肿块，跌打肿痛等。如田七鸡汤。

止血药膳是主要用于制止体内外各种出血的一类药膳。如二恤饮。

九、祛湿法

凡具有燥湿化浊、利水渗湿、通淋退黄作用，用于治疗水湿内停、黄疸、淋症等病症的治法称为祛湿法。

燥湿化浊药膳：用于潜阻中焦，胸脘胀闷，不思饮食，呕吐泻利等。如半夏山药粥。

利水渗湿药膳：用于水湿停聚所致胁腹胀满，面目水肿，小便短少等，如鲤鱼冬瓜羹。

利水通淋药膳：用于癃闭，小便淋沥点滴作痛等，如茅根赤豆粥。

利湿退黄药膳：用于湿阳引起的黄疸，如茵陈干姜薏仁粥。

第六节　药膳的应用理论

药膳具有防病、治病与养生保健的功效，若要准确、恰当地施膳，应遵循以下5项原则：

一、药食相伍，辨症施膳

药食相伍是药膳组方与应用的首要原则，辨症施膳是必须遵循的施膳规律。其内涵主要体现在以下两个方面：

（一）因病制宜，调配药膳（偏祛邪）

应用药膳防病治病时，应当选择与病情相符的食物与药物，进行组方，调配药膳，遵循中医"热者寒之""寒者热之"的基本治法。如热症，多选用寒凉类食物与药物相配；寒症，多选用温热类食物与药物相配。而且，选择食物与药物组合时，要选择功效相似的食物与药物组合，同性相助，取其加强协同作用，并注重祛邪和调整机能，以便更好地达到食治的效果。不同的疾病，反映在人体的表现也有不同，而且个体上又存在许多差异。因此，应用药膳防治疾病时，必须因病制宜，辨症施膳。

（二）因体制宜，调配药膳（偏扶正）

应用药膳防病、治病，特别是用于养生强体时，应当选择与体质相符的食物与药物，进行组方，调配药膳。遵循中医"虚则补之""实则泻之""形不足者补之以味"等辨症论治的理论，以及中医体质学说的基本理论，注重调整体质，平衡阴阳，扶助正气，以利达到康复强体之效。如阳虚体质（偏阴质），多选用温补类的食物与药物相配；阴虚体质（偏阳质），多选用滋补类的食物与药物相配；中性体质（阴阳平和质），多选用平补类的食物与药物相配等。由此可见，调配药膳，注重体质，因体制宜，也是辨症施膳的一个重要环节和原则。

二、三因制宜，灵活应用

三因制宜，即因人、因地、因时制宜，是中医治病理论的重要内容之一，也是药膳应用的基本原则。

因人制宜方面，人有性别男女、年龄老幼、体质强弱、病情虚实等不同，在应用药膳时，都必须充分考虑到这些个体的差异，灵活组方施膳。

因地制宜方面，中国幅员广阔，东南西北中，由于地理位置和气候、温度、湿度的差异，存在较大的地域差异。一般而言，西北地区，地势高而多寒冷，多宜温热药膳；东南地区，地势低而多湿热，多宜寒凉药膳。如西北之人，多嗜羊肉；东南沿海之人，喜饮凉茶，都反映了地域差异的饮食习惯。因此，调配药膳，也应因地制宜，灵活应用。

因时制宜方面，受到中国古代形成的气象物候节律认识的影响，将一年分设四季和二十四个节气。不同的时段，具有不同的气象物候的节律特点。四时的气候变化，对人体产生一定的影响。药膳的应用，要天人合一，顺应四时。特别是在药膳养生强体方面，更为推崇"冬令进补"的习俗，这与"冬主收藏"的经典理论密切相关。

三、选好剂型，方便服食

应用药膳防病、治病及养生强体，都需要一个服食的过程，缓见其功。为了方便服食，能够持之以恒，选好剂型十分重要。药膳剂型中，除了菜肴、药粥多以现备制作外，其他剂型大多经一次备制，服用较长的时间，更为方便。但菜肴花色品种多，口味变化大；药粥制作简便，易于消化，各有优点。因此，应用药膳时，可以根据个人的饮食习惯和嗜好、病情的需要等因素，选择备制好药膳。

四、选材卫生，勿犯禁忌

配制药膳前，对选配的食品与药品，都应挑选质地新鲜或干净质佳者，并应洗净备用。

选材卫生，是配制好药膳的前提条件。否则食品或药品的不洁，易导致胃肠疾病，反而达不到药膳食治、食养的效果。

中医学理论中，食物与药物都有一些禁忌要求。药物方面，首先是中药配伍禁忌的"十八反""十九畏"。其次是妇女妊娠用药，前人提出了一些用药禁忌，以免影响胎儿，发生堕胎、流产的不良后果，如芫花、三棱、莪术、麝香等。食物方面，一是食性与病性、体质不相宜的食物，应予禁忌。如热症不宜选用温热类食物，肝阳上亢者不宜选用肥甘辛辣食物，阳虚体质不宜选用寒凉食物等，民间习称"忌口"，仍当借鉴参考，以免影响药膳的效果。二是食性之间（或食性与药性之间）相克者不宜配用。中医古籍中记载了一些食物具有相互克制的作用，若同时服用，会产生不良反应。世袭相传，列为食禁。如服用人参时不宜食白萝卜、牛乳忌酸味食品、葱忌蜂蜜、鳖肉忌苋菜、螃蟹忌柿子。这些认识，虽未完全得到现代研究的证实，但也当引以为戒，以免发生不良反应。

五、定时进膳，食用有节

药膳的食用，直接与进餐相结合，应该有良好的定时进膳的规律。古代养生，就很重视培养饮食与起居的良好习惯。一日三餐，也是人类顺应自然而形成的饮食规律。药膳防治疾病与养生强体，也应遵循这一规律，定时进膳，才能更好地使人体与自然界和谐统一，不断发挥药膳最佳的效用，特别是一些老年病、慢性病，在应用药膳时，如果服食一餐停隔数餐，缺少饮食调养的正常规律，势必会影响到药膳的效果，应当予以重视。

药膳虽然具有防病、治病和养生强体的作用，也要食用有节，不可恣意妄服。身体的康复与强壮，不是几次药膳食疗便可见效的。特别是在药膳养生方面，服食一些具有补养作用的菜肴、药酒类的药膳，应当食用有节有度，不要恣意贪食。偏食过量，有时也会导致营养过剩，消化不良，甚至使机体产生生理（阴阳）失偏的不良后果。因此，应用药膳时，做到定时进膳，食用有节，也是一项必须遵循的原则。

第二章　食物类原料

　　食物类原料包括粮食类、蔬菜类、野菜类、食用菌类、果品类、禽肉类、畜肉类、奶蛋类、水产类、调味品及其他佐料等食物类，它们是药膳必不可少的重要原料。中医药膳学是中医药学的一个重要组成部分，因此，食物在性能的表达、功效的归纳、药理及使用注意上与中药并没有本质的区别，都是按性、味、归经、功效、药理及使用注意等来指导应用的。每种食物都具有中药学理论意义上的功效，这些功效大致可以概括为：协调阴阳、调理气血、调整脏腑、祛邪除病。

　　中药与食物的共同点是：都可以用来防治疾病。不同点是：食物的偏性（即性能）不如药物显著，有些具有可食、可药双重性。中药的偏性强，用药正确时效果突出，而用药不当时，容易出现较明显的毒副作用；而食物的偏性不及中药那么突出和迅速，如配食不当，也不至于立刻产生不良的效果。但不容忽视的是，药物虽然作用强，但不会经常服用，食物虽然作用弱，但每天都必须食用。食物除供给必需的营养物质外，还会因食物的性能作用或多或少地对机体的阴阳平衡和生理功能产生有利或不利的影响，日积月累，从量变到质变，这种影响作用就可表现出来。因此，正确合理地选用食物对人体的健康将起到积极的作用。

第一节　粮食类

　　粮食类原料，中医常以"五谷"概称。所谓五谷，就是谷物、豆类等粮食作物的总称。谷物中少数性味偏凉（如荞麦、薏苡仁）或偏温（如糯米），大多数性味甘、平，具有益胃健脾，扶助正气之功效，对患者则应按其病情之寒热虚实辨症选用。

谷物即稻、麦、高粱、玉米等植物的种仁，是我国人民的主食。北方人以小麦为主，南方人以水稻为主。目前，我国居民膳食中，有50%~70%的热量和50%~55%的蛋白质由谷类供给，B族维生素及一些无机盐也来源于谷类。谷类在我国膳食构成中占比为49.7%，在食物供给中占有重要地位。

豆类品种繁多，根据其营养成分的含量，大致可以分为两类，一类是大豆，即黄豆、青豆和黑豆；另一类是其他豆类，即蚕豆、豌豆、绿豆、豇豆、小豆、芸豆等。以豆类为原料生产的食品称为豆制品。

大豆含有35%~40%蛋白质，是植物性食品中含蛋白质最多的食品。其必需氨基酸组成除含硫氨基酸略偏低外，其他几乎与动物蛋白相似，氨基酸组成接近人体需要，具有较高的营养价值，故大豆蛋白为优质蛋白。而且大豆蛋白富含谷类蛋白质较为缺乏的赖氨酸，其含量是谷类的2.5倍，是与谷类蛋白质互补的天然理想食品。其他豆类蛋白质含量均低于大豆，一般也在20%~30%。

大豆含有较多的不饱和脂肪酸，具有降低血液胆固醇和软化血管的作用。大豆中含有丰富的卵磷脂，对增进和改善大脑功能有重要作用。大豆油是我国重要食用油。

大豆制品分为非发酵性豆制品和发酵豆制品。非发酵性豆制品，如豆腐、豆浆、豆腐干、干燥豆制品（如豆腐皮、腐竹等）；发酵豆制品，如臭豆腐、豆豉、腐乳等。大豆经过一系列加工制作成的豆制品，不仅除去了大豆中不易消化的成分，而且提高了蛋白质的消化率，进而提高了大豆的营养价值。

一、谷物类

粳 米

[**异名**] 白米、粳粟米、稻米、大米。

[**性味归经**] 甘，平。归脾、胃、肺经。

[**功效**] 调中和胃，渗湿止泻，除烦。

[**用法用量**] 内服：50~200克，煎汤、煮饭、熬粥均可；亦可做成膏饼或将米煮熟后以文火烧成锅巴研粉用。

[**成分**] 约含75%以上的淀粉，8%左右蛋白质，0.5%~1%脂肪，另含少量B族维生素 B_1、B_2、B_6 等。尚含有机酸、葡萄糖、果糖、麦芽糖等。

[**药理作用**] 补充机体能量及维生素B族。

[**使用注意**] 粳米营养丰富，且营养大多存在于谷皮中，故平时不宜多食细粮，以免由于谷皮的丢失而减少无机盐和维生素的摄入。此外，粥饭虽是补人之物，但亦不可过量。

糯 米

[**异名**] 稻米、江米、元米。

[**性味归经**] 甘，温。归脾、胃、肺经。

[**功效**] 补中益气，健脾止泻，缩尿，敛汗。

[**用法用量**] 内服：煎汤30~60克；或入丸、散，或煮粥。外用：适量，研末调敷。

[**成分**] 含蛋白质、脂肪、糖类、磷、铁、钙、维生素 B_2、烟酸、淀粉等物质。

[**药理作用**] 补充机体能量及维生素B族；有抗肿瘤作用。

[**使用注意**] 湿热痰火及脾滞者禁服。糯米黏腻，若做糕饼，更难消化，故婴幼儿及老年人和病后消化力弱者忌食糯米糕饼。

小 麦

[**异名**] 麸麦、淮小麦。

[**性味归经**] 甘，凉。归心、脾、肾经。

[**功效**] 养心，益肾，除热，止渴。

[**用法用量**] 内服：煎汤，50~100克；或煮粥。小麦面炒黄，温水调服。外用：适量，小麦炒黑研末调敷。

[**成分**] 种子含淀粉53%~70%，蛋白质约11%，糖类2%~

7%，糊精 2%~10%，脂肪约 1.6%，粗纤维约 2%。尚含少量谷甾醇、卵磷脂、尿囊素、精氨酸、淀粉酶、麦芽糖酶、蛋白酶及微量维生素 B 等。麦胚含植物凝集素。

[**药理作用**]　有镇痛和抗病毒作用，临床上对各种疱疹患者有效。

[**使用注意**]　小麦多食能壅气作渴，故气滞、口渴，病湿热者宜少食。

大　麦

[**异名**]　麰、裸麦、麳麦、牟麦、饭麦、赤膊麦。

[**性味归经**]　甘，凉。归脾、肾经。

[**功效**]　健脾和胃，宽肠，利水。

[**用法用量**]　内服：煎汤，30~60 克；或研末。外用：炒熟研末调敷；或煎水洗。

[**成分**]　大麦含脂肪、蛋白质、碳水化合物、钙、磷、铁、维生素 B 族等物质。还含有淀粉酶、水解酶、蛋白分解酶等多种酶类。

[**药理作用**]　大麦含尿囊素，能促进化脓性创伤及顽固性溃疡愈合。

[**使用注意**]　大麦性凉，故身体虚寒、大便溏薄者少食或不食。

荞　麦

[**异名**]　乌麦、花荞、甜荞、荞子、三角麦。

[**性味归经**]　甘，微酸，寒。归脾、胃、大肠经。

[**功效**]　健脾消积，下气宽肠，解毒敛疮。

[**用法用量**]　内服：入丸、散，或制面食服。外用：适量，研末掺或调敷。

[**成分**]　熟果中含水杨酸，4-羟基苯甲胺，N-亚水杨基水杨胺。种子含槲皮素、槲皮苷、金丝桃苷、芦丁、邻-和对-p-D-葡

萄糖氧基苄基胺、油酸、亚麻酸及类胡萝卜素和叶绿素。另含 3 种
胰蛋白酶抑制剂 TI1、TI2 和 TI4。

[**药理作用**] 有降压、降血脂和降血糖作用，对胰蛋白酶和糜
蛋白酶尚有一定抑制作用。此外，荞麦花粉的水提取液具有和硫酸
亚铁相似的抗缺铁性贫血作用。

[**使用注意**] 不宜久服。脾胃虚寒者忌服。不可与平胃散及矾
同食。

番　薯

[**异名**] 朱薯、甘薯、红山药、红薯、甜薯。

[**性味归经**] 甘，平。归脾、肾经。

[**功效**] 补中和血，益气生津，宽肠胃，通便秘。

[**用法用量**] 内服：适量，生食或煮食。外用：适量，捣敷。

[**成分**] 含并没食子酸和 3,5-二咖啡酰奎宁酸。

[**药理作用**] 番薯热水提取物对眼晶状体醛糖还原酶有较强的
抑制作用。

[**使用注意**] "中满者不宜多食，能壅气"（《本草纲目拾
遗》）。胃酸多者亦不宜多食，多食令人反酸。素体脾胃虚寒者，
不宜生食。

马铃薯

[**异名**] 山药蛋、洋番薯、土豆、洋芋、薯仔。

[**性味归经**] 甘，平。归胃、大肠经。

[**功效**] 和胃健中，解毒消肿。

[**用法用量**] 内服：适量，煮食或煎汤。外用：适量，磨
汁涂。

[**成分**] 块茎含生物碱糖苷、胡萝卜素类、多种氨基酸和多种
有机酸。此外，还含丙烯酰胺、植物凝集素。从马铃薯块茎线粒体
中分离出内源性 ATP 酶抑制蛋白，一种蛋白酶抑制物（POT
Ⅱ）和组织蛋白酶 D 抑制剂。

[**药理作用**] 蛋白酶抑制物（POTⅡ）可增加缩胆囊素（CCK）释放，在减少食物吸收方面有一定作用。组织蛋白酶 D 抑制剂外用可使蛋白水解活性恢复正常、胶原生物合成加快。其所含大量的黏体蛋白，可保持动脉血管的弹性，防止动脉粥样硬化过早发生。其所含维生素 C、B 族具有抗衰老、抗氧化作用。

[**使用注意**] 脾胃虚寒易腹泻者应少食。发芽的马铃薯因含有大量龙葵素，食用可致中毒。

二、豆类

黄大豆

[**异名**] 黄豆、大豆。

[**性味归经**] 甘，平。归脾、胃、大肠经。

[**功效**] 宽中导滞，健脾利水，解毒消肿。

[**用法用量**] 内服：煎汤 30~90 克；或研末。外用：捣敷；或炒焦研末调敷。

[**成分**] 含蛋白质、脂肪、碳水化合物、钙、磷、铁、胡萝卜素、维生素 B_1、维生素 B_2 及烟酸，并含异黄酮类、皂苷、胆碱、叶酸、亚叶酸、泛酸和生物素等物质。

[**药理作用**] 有降低胆固醇和调节雌激素作用。此外，大豆皂苷是由三萜类同系物与糖形成的一类化合物，具有降血脂、抗氧化、抑制肿瘤、抗血栓、抗病毒、免疫调节、减肥、调节糖代谢等多种生物活性。

[**使用注意**] 黄大豆较难消化，不宜过量食。

黑大豆

[**异名**] 大豆、乌豆、黑豆、菽、冬豆子。

[**性味归经**] 甘，平。归脾、肾经。

[**功效**] 活血利水，祛风解毒，健脾益肾。

[**用法用量**] 内服：煎汤 9~30 克；或入丸、散。外用：适量，

研末掺；或煮汁涂。

[成分] 含较丰富的蛋白质、脂肪和碳水化合物、胡萝卜素、维生素 B_1、维生素 B_2、烟酸等。并含异黄酮类、皂苷类。尚含胆碱、叶酸、亚叶酸、泛酸、生物素、唾液酸、维生素 B_{12}，水解产物中含乙酸、丙酸。

[药理作用] 有降脂、抗动脉粥样硬化、扩张冠状动脉、减肥、保肝和抗脂肪肝等作用。此外尚有抗氧化、抗肿瘤和抗病毒等作用。

[使用注意] 脾虚腹胀、肠滑泄泻者慎服。小儿不宜多食。李时珍在《本草纲目》中说："古方称大豆解百药毒，予每试之，大不然，又加甘草，其验乃奇，如此之事，不可不知。"

赤小豆

[异名] 小豆、赤豆、红豆、红小豆、朱赤豆。

[性味归经] 甘、酸，微寒。归心、小肠、脾经。

[功效] 利水消肿退黄，清热解毒消痈。

[用法用量] 内服：煎汤，10~30 克；或入散剂。外用：适量，生研调敷；或煎汤洗。

[成分] 赤小豆含糖类，三萜皂苷。每百克含蛋白质 20.7 克、脂肪 0.5 克、碳水化合物 58 克、粗纤维 4.9 克、灰分 3.3 克、钙 67 毫克、磷 305 毫克、铁 5.2 毫克、硫胺素 0.31 毫克、核黄素 0.11 毫克、烟酸 2.7 毫克等。从赤小豆的热水提取物中还得到 3 种黄烷醇鞣质：D-儿茶精、D-表儿茶精和表没食子儿茶精。从新鲜种子中分离到原矢车菊素 B_1 和 B_3。

[药理作用] 有抑菌、利尿作用。另有报道还含有抑制人精子的顶体酶。

[使用注意] 阴虚津伤者慎用，过服可渗利伤津。

绿 豆

[异名] 青小豆。

[**性味归经**] 甘，寒。归心、肝、胃经。

[**功效**] 清热消暑，利水解毒。

[**用法用量**] 内服：煎汤，15～30 克，大剂量 120 克；外用：适量，研末调敷。

[**成分**] 绿豆种子中含胡萝卜素、核黄素、蛋白质和糖类等。蛋白质以球蛋白类为主，尚含蛋氨酸、色氨酸和酪氨酸。糖类主要有果糖、葡萄糖、麦芽糖。绿豆的磷脂成分中有磷脂酰胆碱、磷脂酰乙醇胺、磷脂酸肌胺、磷脂酰甘油、磷脂酸丝氨酸、磷脂酸。

[**药理作用**] 有降脂、抗动脉粥样硬化和抗肿瘤等作用。绿豆含丰富的胰蛋白酶抑制剂，可保护肝脏，减少蛋白分解，减少氮质血症，从而保护肾脏。还可解毒、抗菌抑菌、补充无机盐及维生素等。

[**使用注意**] 药用不可去皮。脾胃虚寒滑泄者慎服。

绿豆芽

[**异名**] 豆芽菜。

[**性味归经**] 甘，凉。归心、胃经。

[**功效**] 清热消暑，解毒利尿。

[**用法用量**] 内服：煎汤，30～60 克；或捣烂绞汁。

[**成分**] 绿豆发芽后增加了维生素 C 的含量。

[**药理作用**] 能治疗老年及小儿便秘，能治疗坏血病。

[**使用注意**] 脾胃虚寒者不宜久食。

白扁豆

[**异名**] 扁豆、南扁豆、沿篱豆、眉豆。

[**性味归经**] 甘、淡，平。归脾、胃经。

[**功效**] 健脾，化湿，消暑。

[**用法用量**] 内服：煎汤，10～15 克；或入丸、散。外用：适量，生品捣研水绞汁敷。

[**成分**] 种子含油 0.62%，又含胡芦巴碱、蛋氨酸、亮氨酸、

苏氨酸、维生素 B_1 及 C、胡萝卜素、蔗糖、葡萄糖、水苏糖、麦芽糖、棉子糖、L-2-哌啶酸和具有毒性的植物凝集素。另含甾体。

[**药理作用**] 有抗菌、抗病毒和提高免疫功能等作用。

[**使用注意**] 不宜多食，以免壅气伤脾。健脾止泻宜炒用；消暑养胃解毒宜生用。

豌 豆

[**异名**] 荜豆、寒豆、麦豆、雪豆、兰豆。

[**性味归经**] 甘，平。归脾，胃经。

[**功效**] 和中下气，通乳利水，解毒。

[**用法用量**] 内服：煎汤，60~125 克；或煮食。外用：适量，煎水洗；或研末调涂。

[**成分**] 种子含植物凝集素、氨基酸、有机酸、糖及胺类等。尚含抗坏血酸、维生素 B_1、维生素 B_2 和生育酚。亦含胡萝卜素、植物钙镁、卵磷脂和去氢抗坏血酸。

[**药理作用**] 有增强抵抗力和抗癌防癌的作用。所含的止权酸、赤霉素和植物凝集素等物质，具有抗菌消炎、增强新陈代谢的功能。另富含粗纤维，能促进大肠蠕动，有清洁大肠的作用。

[**使用注意**] 豌豆性平，可安全食用。

蚕 豆

[**异名**] 佛豆、胡豆、南豆、罗汉豆。

[**性味归经**] 甘、微辛，平。归脾、胃经。

[**功效**] 健脾利水，解毒消肿。

[**用法用量**] 内服：煎汤，30~60 克；或研末食用。外用：适量，捣敷；或烧灰敷。

[**成分**] 种子含巢菜碱苷 0.5%，蛋白质 28.1%~28.9%，磷脂、胆碱、哌啶酸-2，尚含植物凝集素。

[**药理作用**] 巢菜碱苷是 6-磷酸葡萄糖的竞争性抑制物，是引起蚕豆黄病发作的原因之一。极少数人（有先天性的缺乏葡萄糖-

6-磷酸脱氢酶）在食入蚕豆或吸入其花粉后，可发生急性溶血性贫血，症状有血色素尿、休克、乏力、眩晕、胃肠紊乱及尿胆素的排泄增加，更重者有苍白、黄疸、呕吐、腰痛、衰弱等症状，一般吃生蚕豆5~24小时即发生，但有时吃炒熟的也可发生。如系吸入其花粉，则发作更快。发生蚕豆黄病的原因是这类人还原型的谷胱甘肽含量也很低，在巢菜碱苷侵入后，可发生红细胞溶解。有人认为，除巢菜碱苷外，蚕豆中还有其他因子也能引起类似的溶血作用。

[**使用注意**] 内服不宜过量，过量易致食积腹胀。对本品过敏者禁服。

刀 豆

[**异名**] 挟剑豆、大戈豆、大刀豆、刀巴豆、马刀豆。

[**性味归经**] 甘，温。归脾、胃、肾经。

[**功效**] 温中下气，益肾补元。

[**用法用量**] 内服：煎汤，9~15克；或烧炭存性研末。

[**成分**] 刀豆种子含蛋白质、淀粉、可溶性糖、类脂物、纤维及灰分。还含有刀豆氨酸、刀豆四胺、γ-胍氧基丙胺、氨丙基刀豆四胺和氨丁基刀豆四胺。种子中还含刀豆球蛋白A和凝集素。

[**药理作用**] 有抗炎和增强免疫作用，并可能对女性内分泌有影响。

[**使用注意**] 胃热患者禁服。

豇 豆

[**异名**] 羊角、豆角、角豆、腰豆、裙带豆。

[**性味归经**] 甘、咸，平。归脾、肾经。

[**功效**] 健脾利湿，补肾涩精。

[**用法用量**] 内服：煎汤，30~60克；或煮食；或研末，6~9克。外用：适量，捣敷。

[**成分**] 种子含有多种氨基酸。尚含一种能抑制胰蛋白酶和糜

蛋白酶的蛋白质。嫩豇豆和发芽种子含抗坏血酸。

[**药理作用**] 补充多种氨基酸等食疗作用。

[**使用注意**] 气滞便结者禁用。

豆 腐

[**异名**] 寒浆、菽乳、豆乳、脂酥、豆脯。

[**性味归经**] 甘，凉。归脾、胃、大肠经。

[**功效**] 泻火解毒，生津润燥，和中益气。豆腐渣（为制豆腐时，滤去浆汁后所剩下的渣滓）：解毒消肿，止血。

[**用法用量**] 内服：煮食，适量。外用：适量，切片敷贴。

[**成分**] 豆腐内含蛋白质、脂肪、碳水化合物、粗纤维、钙、磷、铁。尚含硫胺素、核黄素、烟酸等。

[**药理作用**] 有补充机体能量及植物蛋白等营养作用。

[**使用注意**] 豆腐中因含较多嘌呤，故痛风患者慎食。

第二节　蔬菜类

蔬菜，是可作为副食品的草本植物的总称。《尔雅》云：凡草菜可食者，通名为蔬。《辞海》称"菜"为"蔬类植物的总称"。《本草纲目》云：凡草木之可茹者谓之菜，韭、薤、葵、葱、藿，五菜也。可分为陆生植物和水生植物。

蔬菜的种类很多，可分为瓜茄类：冬瓜、丝瓜、南瓜、黄瓜、越瓜、苦瓜、壶瓜、番茄、茄子、辣椒等；根茎类：莱菔、胡萝卜、藕、百合、慈姑等；茎叶类：芹菜（旱芹、水芹）、苋菜、白菜、菘菜、甘蓝、芸薹、菠菜、蕹菜、韭菜、金针菜、莴苣、茼蒿、芥菜、冬葵叶、落葵、胡荽、椿叶、芜菁、茭白、洋葱、葱白、毛笋、芦笋等。

蔬菜类食物主要有和中健脾、消食开胃、清热生津、通利二便的作用，适用于脾胃健运功能失常所致食少、食积、胀满、四肢倦怠等症。

大多数蔬菜性寒凉（如苦瓜、芹菜、茭白、藕等），以清热除烦，通利大小便，化痰止咳等功能为多见。少数蔬菜性温和（如胡荽、辣椒等），能起到温中散寒，开胃消食的作用。

蔬菜在我国人民膳食中的食物构成比为33.7%，是膳食的重要组成部分。新鲜的蔬菜水分含量大都在90%以上，蔬菜中碳水化合物、无机盐和某些维生素（维生素C和胡萝卜素）的含量很丰富，而蛋白质和脂类的含量却很低。蔬菜的最终代谢产物呈碱性，可保持人体内的酸碱平衡，使血液的pH值稳定在7.35~7.45。

一、瓜茄类

冬 瓜

[**异名**] 白瓜、水芝、白冬瓜、地芝、东瓜、枕瓜。

[**性味归经**] 甘、淡，微寒。归肺、大肠、小肠、膀胱经。

[**功效**] 利尿，清热，化痰，生津，解毒。

[**用法用量**] 内服：煎汤60~120克；或煨熟；或捣汁。外用：适量，捣敷；或煎水洗。

[**成分**] 冬瓜含蛋白质、糖、粗纤维、灰分、钙、磷、铁、胡萝卜素、硫胺素、核黄素、烟酸、维生素C等。

[**药理作用**] 用于肾炎水肿、肥胖：冬瓜不含脂肪，糖和钠的含量也极低，故可用于肾炎水肿及肥胖者。

[**使用注意**] 脾胃虚寒者不宜过食。

丝 瓜

[**异名**] 绵瓜、布瓜、天罗瓜、天吊瓜、菜瓜。

[**性味归经**] 甘，凉。归肺、肝、胃、大肠经。

[**功效**] 清热化痰，凉血解毒。

[**用法用量**] 内服：煎汤，9~15克，鲜品60~120克；或烧存性为散，每次3~9克。外用：适量，捣汁涂，或捣敷，或研末

调敷。

[**成分**] 丝瓜果实含三萜皂苷成分；还含丙二酸、柠檬酸等脂肪酸、甲氨基甲酸萘酯、瓜氨酸等。此外，在丝瓜组织培养液中还提取到一种具抗过敏的活性物质泻根醇酸。

[**药理作用**] 鲜嫩丝瓜提取物（L043）对刚断奶的小鼠有抗病毒的作用。丝瓜组织培养细胞中的泻根醇酸（BA）有抗过敏的作用。

[**使用注意**] 脾胃虚寒或肾阳虚弱者不宜多服。

南　瓜

[**异名**] 番瓜、倭瓜、阴瓜、北瓜、金冬瓜。

[**性味归经**] 甘，平。归肺、脾、胃经。

[**功效**] 解毒消肿。

[**用法用量**] 内服：适量，蒸煮或生捣汁。外用：适量，捣敷。

[**成分**] 果实含瓜氨酸、精氨酸、天冬酰胺、胡芦巴碱、腺嘌呤、维生素 B 和 C、葡萄糖、蔗糖、戊聚糖、甘露醇等。还含 α-胡萝卜素、β-胡萝卜素、5,6-环氧化物、B-隐黄质、叶黄素、蒲公英黄素、玉蜀黍黄质、黄体呋喃素、异堇黄质，又含葫芦苦素 B。

[**药理作用**] 降血糖的作用：其作用机理可能与其能增强胰岛素受体的敏感性，促进胰岛素的分泌有关。

[**使用注意**] 气滞湿阻者禁服。

黄　瓜

[**异名**] 胡瓜、王瓜、刺瓜。

[**性味归经**] 甘，凉。归肺、脾、胃经。

[**功效**] 清热，利水，解毒。

[**用法用量**] 内服：适量，煮熟或生啖；或绞汁服。外用：适量，生擦或捣汁涂。

[**成分**] 含苷类、糖。又含咖啡酸、绿原酸以及天冬氨酸、组氨酸、缬氨酸、亮氨酸等。尚含维生素 B_2、维生素 C。另含挥发成分（E、Z）-2，6-壬二烯醇、2，6-壬二烯醛、（Z）-2-壬烯醛、（E）-2-壬烯醛。黄瓜头部的苦味成分是葫芦苦素 A、B、C、D。

[**药理作用**] 黄瓜中含有的丙醇二酸，有抑制糖类物质转化为脂肪的作用，故可减肥。含有的细嫩纤维素有促进胃肠蠕动，加速体内腐败物质的排泄，并有降低胆固醇的作用。含有的葫芦苦素 C 在动物实验中有抗肿瘤作用，毒性较低。含有维生素 E，故有抗衰老和美容的作用。

[**使用注意**] 中寒吐泻及病后体弱者禁服。

苦　瓜

[**异名**] 锦荔枝、癞葡萄、红姑娘、凉瓜、癞瓜。

[**性味归经**] 苦，寒。归心、脾、肺经。

[**功效**] 祛暑涤热，明目，解毒。

[**用法用量**] 内服：煎汤 6～15 克，鲜啖 30～60 克；或烧存性研末。外用：适量，鲜品捣敷，或取汁涂。

[**成分**] 果实含苦瓜混苷，是 p-谷甾醇-e-D-葡萄糖苷和 5,25-豆甾二烯醇-3-葡萄糖苷的等分子混合物。还含 5-羟色胺和谷氨酸、丙氨酸、B-丙氨酸、苯丙氨酸、脯氨酸、O-氨基丁酸、瓜氨酸等多种氨基酸，以及半乳糖醛酸、果胶。又含类脂，其中脂肪酸为棕榈酸、硬脂酸、油酸、亚油酸、亚麻酸、桐酸。

[**药理作用**] 苦瓜所含的苦瓜苷有类胰岛素作用，还有刺激胰岛素释放的功能。所含鸟苷酸环化酶抑制成分的苦瓜水提取物具有抗病毒的作用。苦瓜还有抗癌作用。

[**使用注意**] 脾胃虚寒者慎服。

番　茄

[**异名**] 小金瓜、西红柿、洋柿子、番柿。

[**性味归经**] 酸、甘，微寒。归肝、脾、胃经。

[**功效**] 生津止渴，健胃消食。

[**用法用量**] 内服：煎汤，适量；或生食。

[**成分**] 果实含蛋白质、脂肪、碳水化合物、粗纤维、灰分、钙、铁、磷、钠、胡萝卜素、镁、钾、维生素 A、维生素 B_1、维生素 B_2、烟酸、维生素 C。另外还含苹果酸、柠檬酸、腺嘌呤、胡芦巴碱、胆碱和少量番茄碱。

[**药理作用**] 番茄所含柠檬酸和苹果酸能促进唾液和胃液的分泌，帮助消化。所含谷胱甘肽具有抗癌功能，并可使色素减退和消失，防止细胞老化，故有延缓衰老和美容的作用。番茄果胶可降低实验性高胆固醇血症。番茄汁可使猫的血压降低，平滑肌兴奋。番茄碱具有抗真菌和抗炎的作用。

[**使用注意**] 番茄性寒，素有胃寒忌食生冷番茄之说。

茄 子

[**异名**] 落苏、昆仑瓜、白茄、紫茄、黄茄。

[**性味归经**] 甘，凉。归脾、胃、大肠经。

[**功效**] 清热，活血，消肿。

[**用法用量**] 内服：煎汤 15~30 克。外用：适量，捣敷。

[**成分**] 果实含胡芦巴碱、水苏碱、胆碱、龙葵碱等多种生物碱。果皮含色素茄色苷、紫苏苷以及飞燕草素-3-葡萄糖苷、飞燕草素-3-5-二葡萄糖苷等。果实中还含 7 种必需氨基酸，另外还含有苹果酸和少量柠檬酸。

[**药理作用**] 茄子中的维生素 P 有防止毛细血管破裂、硬化及预防高血压的作用。提取物能降低人和兔胆固醇，并有利尿作用。所含的龙葵碱对小鼠 H22 腹水癌、胃癌、肺癌、子宫颈癌的抑制率达 80%。

[**使用注意**] 茄子性寒，食时往往配以温热的葱、姜、蒜、胡荽等。体质虚冷之人、慢性腹泻者不宜多食。

辣 椒

[**异名**] 番椒、辣茄、海椒、辣子、牛角椒。

[**性味归经**] 辛，热。归脾、胃经。

[**功效**] 温中散寒，下气消食。

[**用法用量**] 内服：入丸、散，1~3克。外用：适量，煎水熏洗或捣敷。

[**成分**] 果实所含辛辣成分为辣椒碱、二氢辣椒碱、降二氢辣椒碱、高辣椒碱、高二氢辣椒碱，壬酰香荚兰胺、辛酰香荚兰胺。色素为隐黄素、辣椒红素、微量辣椒玉红素、胡萝卜素；尚含维生素C、柠檬酸、酒石酸、苹果酸等。

[**药理作用**] 辣椒能增加唾液分泌及淀粉酶活性，小剂量可作健胃剂，但大剂量则对胃有损害。对癌症具有双重效应，食入过多可引起癌症，而少量食用又有预防癌症的作用。能扩张局部血管，促进血液循环，并刺激感觉神经末梢，引起温暖感。

[**使用注意**] 阴虚火旺及诸出血者禁服。

二、根茎类

胡萝卜

[**异名**] 黄萝卜、葫芦菔、红芦菔、金笋、红萝卜。

[**性味归经**] 甘、辛，平。归脾、肝、肺经。

[**功效**] 健脾和中，滋肝明目，化痰止咳，清热解毒。

[**用法用量**] 内服：煎汤，30~120克；或生吃；或捣汁；或煮食。外用：适量，煮熟捣烂敷；或切片烧热敷。

[**成分**] 根含 α-胡萝卜素、β-胡萝卜素、γ-胡萝卜素和 δ-胡萝卜素、番茄烃、六氢番茄烃等多种类胡萝卜素；每100克中含维生素 B_1 0.1毫克，维生素 B_2 0.3毫克和花色素。还含糖3~5克，脂肪酸0.1~0.7毫克，挥发油0.014毫克，伞形花内酯等。根中挥发油的含量随生长而减少，胡萝卜素含量则随生长而增多。

[**药理作用**] 具有降糖、抗癌、防癌的作用，于胡萝卜石油醚提取部分分离出的黄色成分，注射于人、兔、狗均有明显的降血糖作用，还具有抗癌、防癌的作用。

[**使用注意**] 胡萝卜忌与过多的乙酸同食，否则，容易破坏其中的胡萝卜素。胡萝卜素为脂溶性维生素，大量食用会贮藏于人体内，使皮肤的黄色素增加。停食 2~3 个月后会自行消退。

藕

[**异名**] 光旁。

[**性味归经**] 甘，寒。归心、肝、脾、胃经。

[**功效**] 清热生津，凉血，祛瘀，止血。

[**用法用量**] 内服：生食，捣汁或煮食，适量。外用：适量，捣敷。

[**成分**] 藕（根茎）含淀粉、蛋白质、天门冬素、维生素 C。还含焦性儿茶酚，右旋没食子儿茶精，新氯原酸，无色矢车菊素、无色飞燕草素等多酚化合物共约 0.3%，以及过氧化物酶。

[**药理作用**] 藕有较强的止血作用，对体内各种出血症都有一定疗效。有抗鼻咽癌的作用。

[**使用注意**] 生藕性偏凉，平素脾胃虚寒之人忌食生藕。煮熟食用忌选铁锅、铁器。

百 合

[**异名**] 重迈、摩罗、百合蒜、夜合花、白花百合。

[**性味归经**] 甘、微苦，微寒。归心、肺经。

[**功效**] 养阴润肺，清心安神。

[**用法用量**] 内服：煎汤，6~12 克；或入丸、散；亦可煮食，煮粥。外用：适量，捣敷。

[**成分**] 百合鳞茎含秋水仙碱等多种生物碱及淀粉、蛋白质、脂肪等。卷丹（百合）的花含灰分、蛋白质、脂肪、淀粉、还原糖、维生素 B_1、维生素 B_2、泛酸、维生素 C，并含 β-胡萝卜

素等。

[**药理作用**] 百合水提取液有镇咳、平喘、祛痰的作用，能对抗组胺引起的哮喘。百合水提液还有抗应激性损伤及镇静催眠的作用。百合中的秋水仙碱等多种生物碱，对小鼠肉瘤、宫颈癌有较强的抑制作用。

[**使用注意**] 风寒咳嗽及中寒便溏者禁服。

山 药

[**异名**] 薯蓣、山芋、薯药、怀山药。

[**性味归经**] 甘，平。归脾、肺、肾经。

[**功效**] 补脾，养肺，固肾，益精。

[**用法用量**] 内服：煎汤 15～30 克，大剂量 60～250 克；或入丸、散。外用：适量，捣敷。补阴，宜生用；健脾止泻，宜炒黄用。

[**成分**] 山药块茎含薯蓣皂苷元、多巴胺、盐酸山药碱、多酚氧化酶、尿囊素，又含糖蛋白，水解得多种氨基酸。另含具降血糖作用的多糖，并含有甘露糖、葡萄糖和半乳糖，又含钡、铍、铈、钴、铬、铜、镓、镧、锂、锰、铌、镍、磷、锶、钍、钛、钒、钇、镱、锌、锆以及氧化钠、氧化钾、氧化铝、氧化铁、氧化钙、氧化镁等。

[**药理作用**] 有降血糖，促进肠道内容物排空，调节机体对非特异刺激反应和提高免疫功能等作用。此外，所含营养成分与黏液质、淀粉酶有关，有滋补，助消化，止泻，祛痰等作用。

[**使用注意**] 湿盛中满或有实邪、积滞者禁服。

魔 芋

[**异名**] 蒟蒻、蒻头、白蒟蒻、鬼芋、蛇六谷。

[**性味归经**] 辛、苦，寒，有毒。

[**功效**] 化痰消积，解毒散结，行瘀止痛。

[**用法用量**] 内服：煎汤，9～15 克（需久煎 2 小时以上）。外

用：适量，捣敷；或蘸醋涂抹。

[成分] 魔芋含葡萄甘露聚糖（KGM）、甘露聚糖、甘油、柠檬酸、阿魏酸、桂皮酸、甲基棕榈酸、二十一碳烯、B-谷甾醇、3,4-二羟基苯甲醛葡萄糖苷。另外，还含有多种氨基酸、粗蛋白及脂类。疏毛魔芋含多种氨基酸、粗蛋白、脂多糖。野魔芋含葡萄甘露聚糖。

[药理作用] 有抗癌、抗菌、通便、降血脂、扩血管和降血糖等作用，尚可预防动脉粥样硬化，改善心、脑血管功能。

[使用注意] 不宜生服，内服不宜过量，误食生品及过量服用炮制品，易产生舌、咽喉灼热、痒痛、肿大等中毒症状。

三、茎叶类

旱 芹

[异名] 芹菜、南芹菜、香芹、蒲芹、药芹、野芹。

[性味归经] 甘、辛、微苦，凉。归肝、胃、肺经。

[功效] 平肝，清热，祛风，利水，止血，解毒。

[用法用量] 内服：煎汤，9~15克，鲜品30~60克，或绞汁或入丸剂。外用：适量，捣敷；或煎水洗。

[成分] 茎叶含芹菜苷、佛手柑内酯、挥发油、有机酸、胡萝卜素、维生素C、糖类等。芹菜籽中含芹菜甲素、芹菜乙素。根含丁基苯酞、新川芎内酯、川芎内酯、（Z）-藁本内酯、洋川芎内酯。叶含补骨脂素、花椒毒素、香柑内酯、抗坏血酸、胆碱等。

[药理作用] 芹菜甲素、芹菜乙素有对抗实验动物惊厥和抗癫痫作用。芹菜醇提物和粗提物对大鼠、犬、兔均有温和、稳定降压作用。芹菜能促进男女性兴奋，又可起到避孕作用，还能降低精子的生成。全草压榨之汁经处理后的片剂，对狗有利尿作用。

[使用注意] 慢性腹泻者不宜多食。

水 芹

[**异名**] 芹菜、水芹菜、野芹菜、马芹、河芹、小叶芹。

[**性味归经**] 辛、甘，凉。归肺、肝、膀胱经。

[**功效**] 清热解毒，利尿，止血。

[**用法用量**] 内服：煎汤，30～60 克；或捣汁。外用：适量，捣敷；或捣汁涂。

[**成分**] 全草含挥发油 0.066%，其中有 α-蒎烯、β-蒎烯、月桂烯、异松油烯、苄醇等。另含 3 个酞酸酯：酞酸二乙酯、正一丁基-2-乙丁基酞酸酯和双（2-乙丁基）酞酸酯。还检出多种游离氨基酸。

[**药理作用**] 水芹挥发油有兴奋中枢、促进呼吸、升压、增强心肌兴奋性、促进血液循环和胃液分泌、增加食欲、祛痰等作用。家兔实验表明，水芹有降血脂的作用。

[**使用注意**] 脾胃虚寒者，慎绞汁服。

黄芽白菜

[**异名**] 黄芽菜、黄矮菜、花交菜、黄芽白、大白菜、卷心白。

[**性味归经**] 甘，平。归胃经。

[**功效**] 通利肠胃，养胃和中，利小便。

[**用法用量**] 内服：每次 100～500 克煮食或捣汁饮。

[**成分**] 嫩茎、叶，含蛋白质、脂肪、糖类、粗纤维、钙、磷、铁、胡萝卜素、硫胺素、核黄素、烟酸、维生素 C。又含异硫氰酸-丁-3-烯酯，种子油中含大量的芥酸、亚油酸和亚麻酸。

[**药理作用**] 能刺激胃肠蠕动，助消化，治便秘。有抗癌作用。

[**使用注意**] 脾胃虚寒者慎用。

菠 菜

[**异名**] 波棱菜、红根菜、赤根菜、鹦鹉菜、飞龙菜。

[**性味归经**] 甘，平。归肝、胃、大肠、小肠经。

[**功效**] 养血，止血，平肝，润燥。

[**用法用量**] 内服：适量，煮食；或捣汁。

[**成分**] 全草含蛋白质、脂肪、糖、粗纤维、灰分、钙、磷、铁、胡萝卜素、维生素 B_1、维生素 B_2，烟酸、维生素 C、叶酸、类胡萝卜素、维生素 B_{12}、α-生育酚。另外还含甾醇及苷和酯、昆虫变态激素、氨基酸和有机酸。

[**药理作用**] 具有抗菌活性：菠菜根中所含菠菜皂苷 A 及 B 具有抗菌活性。

[**使用注意**] 体虚便溏者不宜多食。肾炎和肾结石患者不宜食用。

韭 菜

[**异名**] 起阳草、懒人草、长生韭、壮阳草、扁菜。

[**性味归经**] 辛，温。归肾、胃、肺、肝经。

[**功效**] 补肾，温中，行气，散瘀，解毒。

[**用法用量**] 内服：捣汁，60~120 克；或煮粥，炒熟，做羹。外用：适量捣敷；煎水熏洗；热熨。

[**成分**] 叶含硫化物、苷类和苦味质、类胡萝卜素、β-胡萝卜素、抗坏血酸、大蒜辣素、蒜氨酸、丙氨酸、谷氨酸、天冬氨酸、缬氨酸等。

[**药理作用**] 韭菜叶水提取物有抗突变作用。韭菜叶研磨后的滤液，对阴道滴虫有杀灭作用。

[**使用注意**] 阴虚内热及疮疡、目疾患者慎食。

金针菜

[**异名**] 萱草花、川草花、宜男花、鹿忽花、萱萼、黄花菜。

[**性味归经**] 甘，凉。归肝、肾经。

[**功效**] 清热利湿，宽胸解郁，凉血解毒。

[**用法用量**] 内服：煎汤，15~30 克；或煮汤，炒菜。外用：

适量，捣敷；或研末调蜜涂敷。

[**成分**] 金针菜干品含蛋白质、脂肪、碳水化合物、钙、磷、铁、胡萝卜素、硫胺素、核黄素、烟酸。

[**药理作用**] 花浸膏及提取物给小鼠灌胃，可使其自发活动显著减少，提示金针花有明显的镇静作用。

[**使用注意**] 食用金针菜尤以加工的干品为好，不要食鲜金针菜及腐烂变质品，也不要单炒食，以防中毒。

莴 苣

[**异名**] 莴苣菜、千金菜、莴笋、莴菜。

[**性味归经**] 苦、甘，凉。归胃、小肠经。

[**功效**] 利尿，通乳，清热解毒。

[**用法用量**] 内服：煎汤 30~60 克。外用：适量，捣敷。

[**成分**] 内含蛋白质、脂肪、碳水化合物、钙、磷、铁，还含有多种维生素。而其叶的营养价值更高，其中含钙、胡萝卜素、维生素 C。

[**药理作用**] 莴苣汁对白色念珠菌生长具有抑制作用。莴苣提取物对大鼠有保肝作用。

[**使用注意**] 脾胃虚弱者慎服。该品多食使人目糊，停食自复。

芥 菜

[**异名**] 芥、大芥、雪里蕻、黄芥。

[**性味归经**] 辛，温。归肺、胃、肾经。

[**功效**] 利肺化痰，消肿散结。

[**用法用量**] 内服：煎汤，10~15 克；或用鲜品捣汁。

[**成分**] 根茎含 11 种具挥发性的异硫氰酸酯。叶含芸薹抗毒素、环芸薹宁、环芸薹宁亚砜、马兜铃酸。花粉含芥子油苷类。

[**药理作用**] 芥菜能刺激胃黏膜，增加胃液和胰液的分泌，缓解顽固性呃逆。芥菜能使心脏血容量及心率下降。

[**使用注意**] 目疾、疮疡、痔疮、便血及阴虚火旺之人慎食。

茭　白

[**异名**] 菰菜、茭首、菰笋、茭笋、茭瓜。

[**性味归经**] 甘，寒。归肝、脾、肺经。

[**功效**] 解热毒，除烦渴，利二便。

[**用法用量**] 内服：煎汤，30~60 克。

[**成分**] 鲜品含蛋白质、脂肪、碳水化合物、粗纤维、钙、磷、铁、硫胺素、核黄素、烟酸、维生素 C 等。

[**药理作用**] 含蛋白质、糖类、粗纤维、钙、维生素 C，少量脂肪、铁、烟酸，含较多的磷，对骨、齿发育不全，骨质软化，酸、碱失衡的患者有利。

[**使用注意**] 脾虚泄泻、肾病、结石者慎服。

洋　葱

[**异名**] 玉葱、浑提葱、洋葱头。

[**性味归经**] 辛、甘，温。归肺经。

[**功效**] 健胃理气，解毒杀虫，降血脂。

[**用法用量**] 内服：做菜生食或熟食，30~120 克。外用：适量，捣敷或捣汁涂。

[**成分**] 鲜茎含有气味物质如硫醇、二甲二硫化物、二烯丙基二硫化与二烯丙基硫醚、三硫化物、硫代亚磺酸盐和少量柠檬酸盐、苹果酸盐等。根、球茎、叶含邻-羟基桂皮酸、咖啡酸、阿魏酸、芥子酸。球茎、叶还含对-羟基桂皮酸、原儿茶酸、多糖 A、多糖 B 与槲皮素、胞嘧啶及多种氨基酸等。皮中含山奈酚和山奈酚的苷。蓓蕾、花粉、花药均含胡萝卜素。

[**药理作用**] 洋葱能抑制血浆胆固醇的升高，并使纤维蛋白溶解活性下降，故可用于动脉粥样硬化症。洋葱所含的有机硫化物有抗肿瘤的作用。洋葱能提高动物胃肠道张力，使分泌增加，可适用于肠无力症及非痢疾性肠炎。水剂对金黄色葡萄球菌、白喉杆菌及

滴虫等有杀灭作用，对四氧嘧啶及肾上腺素性高血糖具有降糖作用，对离体子宫有收缩作用。洋葱有平喘与抗炎作用。用于多种维生素缺乏症。

[使用注意] 多食易目糊和发病，热病后不宜进食。患瘙痒性皮肤疾病之人忌食。

葱　白

[异名] 葱茎白、葱白头、火葱、大葱。

[性味归经] 辛，温。归肺、胃经。

[功效] 发表，通阳，解毒，杀虫。

[用法用量] 内服：煎汤，9~15克；或酒煎，煮粥食，每次可用鲜品15~30克。外用：适量，捣敷，炒熨，煎水洗，蜂蜜或醋调敷。

[成分] 鳞茎含黏液质、粗脂肪、粗纤维、粗蛋白质、无氮浸生物、戊聚糖。多糖类。还含挥发油，油中主要成分为大蒜辣素、烯丙基硫醚。根含铝。

[药理作用] 对痢疾杆菌有体外抑菌作用，水浸液（1：10）对多种皮肤真菌有抑制作用；挥发性成分对白喉、结核、痢疾杆菌、金黄色葡萄球菌及链球菌等均有抑制作用，所含的硫化物是其抗菌的有效成分。葱白研磨之滤液（1：4）对阴道滴虫、蛲虫有杀灭作用。葱白水煎液给小鼠灌服，有镇静、镇痛的作用。葱白能促进消化液的分泌，其黏液质有保护胃黏膜和皮肤的作用。所含的挥发油、葱蒜辣素由呼吸道、汗腺、泌尿道排出时，能轻微刺激这些管道分泌而呈现发汗、祛痰、利尿作用；葱白对人子宫颈癌细胞培养株系JTC26抑制率在90%以上；所含硫化合物有轻度的局部刺激作用，可达缓下及驱虫作用。

[使用注意] 表虚多汗者慎服。

毛　笋

[异名] 茅竹笋、竹笋、笋。

[**性味归经**] 甘，寒。归胃、大肠经。

[**功效**] 化痰，消胀，透疹。

[**用法用量**] 内服：煎汤，30~60 克；或煮食。

[**成分**] 苗含多糖，水解后有木糖、阿拉伯糖和半乳糖。嫩苗还含铁、镁、钙、钠、钾、铜、镉和钴。

[**药理作用**] 毛笋中含有抗小白鼠艾氏癌和肉癌-180 作用的多糖类。

[**使用注意**] 脾胃虚弱者慎服。

芦　笋

[**异名**] 龙须菜、芦尖。

[**性味归经**] 甘，寒。归肺经。

[**功效**] 清热生津，利水通淋。

[**用法用量**] 内服：煎汤，30~60 克；或鲜品捣汁。

[**成分**] 绿色植株含腐殖酸。

[**药理作用**] 芦笋对高脂血症、心脏病、高血压及癌症有一定效果。

[**使用注意**] 脾胃虚寒者慎服。

第三节　野菜类

野菜是指野生于自然界，不为人工栽培的植物。早在《诗经》中就有"参差荇菜，左右采之"；"陟彼南山，言采其蕨"；"陟彼北山，言采其杞"；"其蔌伊何，惟笋及蒲"等一类采野菜诗。常用的野菜有马齿苋、鱼腥草、枸杞菜、荠菜、蕨菜等。

大多数野菜性味寒凉。具有清热解毒，凉血利尿等作用。

野菜含有维生素、无机盐、纤维素和酶类。所含的纤维素可促进肠道蠕动，具有通便作用，还可减少或阻止胆固醇的吸收，同时增加胆固醇的排出，故适合于习惯性便秘、高脂血症、动脉粥样硬化症等病人食用。

马齿苋

[**异名**] 马齿草、马苋、马齿菜、长寿菜、耐旱菜。

[**性味归经**] 酸，寒。归大肠、肝经。

[**功效**] 清热解毒，凉血止痢，除湿通淋。

[**用法用量**] 内服：煎汤，10~15克，鲜品30~60克；或绞汁。外用：适量，捣敷；烧灰研末调敷；或煎水洗。

[**成分**] 全草含大量去甲肾上腺素和多量钾盐。还含多巴、多巴胺、甜菜素、异甜菜素、甜菜苷、异甜菜苷、草酸、苹果酸、柠檬酸、谷氨酸、天冬氨酸、丙氨酸以及葡萄糖、果糖、蔗糖等。另据报道，该品预试有生物碱、香豆精、黄酮、强心苷和蒽苷的反应，并含大量的聚 W-3 不饱和脂肪酸。

[**药理作用**] 鲜马齿苋汁或提取物对多种动物离体和在体子宫均有明显收缩作用。而碱水提取醇液对小鼠子宫收缩有抑制作用。马齿苋中兴奋子宫的成分为无机钾盐，以氯化钾为主，主要存在于茎中；抑制子宫的成分为有机化合物，主要存在于叶中。鲜汁或沸水提取物有兴奋心脏、扩张气管作用，可被普萘洛尔完全阻断。马齿苋的甲醇、乙醚和水提取物有引起肌肉松弛的作用，可能与细胞外液的 Ca^{2+} 相关。马齿苋提取物在体外对痢疾杆菌、伤寒杆菌、绿脓杆菌和大肠杆菌等均有显著抗菌作用，对金黄色葡萄球菌也有一定抑制作用。

[**使用注意**] 脾虚便溏者及孕妇慎服。

鱼腥草

[**异名**] 蕺菜、菹菜、紫背鱼腥草、紫蕺、臭猪巢、侧耳根、折耳根、臭腥草。

[**性味归经**] 辛，微寒。归肺、膀胱、大肠经。

[**功效**] 清热解毒，排脓消痈，利尿通淋。

[**用法用量**] 内服：煎汤，15~25克，不宜久煎；或鲜品捣汁，用量加倍。外用：适量，捣敷或煎汤熏洗。

[成分] 地上部分含挥发油，内含抗菌有效成分癸酰乙醛、月桂醛、α-蒎烯和芳樟醇，前两者有特异臭气。还含甲基正壬基甲酮、樟烯、月桂烯、柠檬烯、乙酸龙脑酯、丁香烯。另含阿福豆苷、金丝桃苷、芦丁、绿原酸、β-谷甾醇、硬脂酸、油酸及亚油酸。叶、花和果穗含槲皮苷。

[药理作用] 鱼腥草鲜汁、煎剂对金黄色葡萄球菌有显著抑制作用，对京科68-1株病毒有抑制作用，并能延缓埃可11株病毒（ECHO 真真）的致细胞病变作用。鱼腥草煎剂和鱼腥草素均能增强白细胞的吞噬功能。鱼腥草有明显利尿作用。

[使用注意] 虚寒症者慎服。

枸杞叶

[异名] 甜菜、枸杞尖、枸杞苗、枸杞菜、枸杞头。

[性味归经] 苦、甘，凉。归肝、脾、肾经。

[功效] 补虚益精，清热明日。

[用法用量] 内服：煎汤，鲜品60~240克；或煮食；或捣汁。外用：适量，煎水洗；或捣汁滴眼。

[成分] 鲜品含蛋白质、脂肪、碳水化合物、粗纤维、灰分、钙、磷、铁、胡萝卜素、硫胺素、核黄素、烟酸、抗坏血酸。

[药理作用] 参与脂质代谢，抑制脂肪肝，促进肝细胞新生。提高T淋巴细胞活性，增强免疫功能，抗衰老。对抗肿瘤放疗、化疗后白细胞减少。

[使用注意] 大便滑泄之人忌食。另据前人经验，枸杞叶忌与乳酪同食。

荠 菜

[异名] 荠、护生草、鸡心菜、净肠草、清明菜、地米菜。

[性味归经] 甘、淡，凉。归肝、脾、膀胱经。

[功效] 凉肝止血，平肝明目，清热利湿。

[用法用量] 内服：煎汤，15~30克；鲜品60~120克；或入

丸、散。外用：适量，捣汁点眼。

[成分] 全株含草酸、酒石酸、苹果酸、丙酮酸、对氨基苯磺酸等有机酸及多种氨基酸，并含胆碱、乙酰胆碱、山梨醇、甘露醇以及钾、钙、钠、氯、磷、锰等。

[药理作用] 荠菜煎剂与流浸膏对多种动物离体子宫均有显著兴奋作用。小鼠腹腔注射荠菜流浸膏挥发液，能缩短出血时间。荠菜煎剂予小鼠灌胃给药，小剂量时使凝血时间缩短，大剂量时出血时间反而延长。荠菜提取物对多种动物有降压作用，荠菜煎剂或流浸膏挥发液对麻醉犬有短暂降压作用，若先用阿托品可对抗血压的下降。荠菜全草提出物对实体瘤生长抑制50%～80%，有效成分为延胡索酸。荠菜提取物能延长巴比妥钠的药效时间，对发热兔有解热作用。醇提取物可使由阿托品引起的豚鼠小肠抑制产生收缩作用。

[使用注意] 荠菜性味平和，诸无所忌。

蕨

[异名] 甜蕨、蕨菜、山凤尾、蕨儿菜、拳头菜。

[性味归经] 甘，寒。归肝、胃、大肠经。

[功效] 清热利湿，降气化痰，止血。

[用法用量] 内服：煎汤，9～15克。外用：适量，捣敷；或研末敷。

[成分] 全草含蕨素A、B、C、D、E、F、G、I、J、K、L、N、0、2,乙酰蕨素C,苯甲酰蕨素B,异巴豆酰蕨素B,棕榈酰蕨素A、B、C,苯乙酰蕨素C,凤尾蕨茚酮苷,丙三基桐甘油酯,苯甲酸,对羟基苯甲酸,香草酸,香草醛,山奈酚,紫云英苷,银椴苷,对香豆酰奎尼酸,β-谷固醇,蕨苷A、B、C、D、K、P、Z,尖叶土杉甾酮A,尖叶土杉甾酮苷A,原儿茶醛,蕨根苷,欧蕨苷A、B、C,延胡索酸,琥珀酸,异槲皮苷。

[药理作用] 动物实验表明蕨具有致癌作用。

[使用注意] 不宜生食、久食，脾胃虚寒及生疥疮者慎服。

第四节　食用菌类

食用菌种类繁多，味道鲜美，历来受到大众喜爱，被誉为"山珍之王""庖厨珍品"。食用菌类营养丰富，含有丰富的蛋白质、糖类、多种维生素、矿物质等，脂肪含量较低，多为不饱和脂肪酸。在食用菌所含营养成分中，有很多治疗功效，如对恶性肿瘤、心血管系统疾病、肝炎、胃溃疡、贫血、骨质疏松症等有较好的防治作用。菌类食物在医疗方面已表现出越来越广阔的开发前景。

蘑　菇

[异名] 蘑菰、麻菰、鸡足蘑菇、蘑菇草、肉蕈。

[性味归经] 甘，平。归肠、胃、肺经。

[功效] 健脾开胃，平肝提神。

[用法用量] 内服：煎汤，6~9克；鲜品150~180克。

[成分] 双孢蘑菇含挥发性成分3-辛酮和1-辛烯-3-醇，含异硫氰酸苄酮，无机元素有磷、钙、镁、钾、铜、锰、锑、锌、铁、汞及镉，尚含磷脂、油脂、亚油酸及甾醇等化合物，并含原维生素 D_2 等化合物。四孢蘑菇含蘑菇 W、维生素 D_2，含元素汞、铅、镉、铁、铜、锰、锌、钴、铬、镍、镁、钙、钠、钾及硒、磷、锑。含尿素、甲壳质和纤维素，并含蛋白质、非蛋白质氮、糖类、维生素 C 及无机物等，增强免疫、抗肿瘤活性物质为多糖和蛋白质。

[药理作用] 双孢蘑菇中的植物凝集素有抗肿瘤活性，水提取物能提高机体免疫功能，多糖有保肝作用。四孢蘑菇有抗菌作用、降血糖作用和抗肿瘤活性。

[使用注意] 气滞者慎服；蘑菇性滑，便溏者慎食；禁食有毒野蘑。

香 菇

[**异名**] 香蕈、台菌、雷惊蕈、冬菇、菊花菇。

[**性味归经**] 甘，平。归肝、胃经。

[**功效**] 扶正补虚，健脾开胃，祛风透疹，化痰理气，解毒，抗癌。

[**用法用量**] 内服：煎汤 6~9 克，鲜品 15~30 克。

[**成分**] 含挥发性物质、肽类化合物、氨基酸、核苷酸类化合物、麦角甾醇、香菇多糖、原维生素 D_2、牛磺酸、甲醛、丁酸、葡聚糖、水溶性杂半乳聚糖等。还含多酚氧化酶、葡萄糖苷酶、葡萄糖淀粉酶。

[**药理作用**] 该品有调节机体免疫功能、抗肿瘤、抗病毒、抗肝炎、抗凝和抗氧化等作用。

[**使用注意**] 脾胃寒湿气滞者禁服。

猴头菌

[**异名**] 猬菌、刺猬菌、小刺猴头、猴菇、猴头菇。

[**性味归经**] 甘，平。归脾、胃经。

[**功效**] 健脾养胃，安神，抗癌。

[**用法用量**] 内服：煎汤，10~30 克，鲜品 30~100 克；或与鸡共煮食。

[**成分**] 猴头菌子实体中含猴头菌酮 A、B、D、E、F、G、H，猴头菌碱，植物凝集素。干燥子实体含蛋白质、脂质、纤维及葡聚糖，还含麦角甾醇。菌丝体培养物含有猴头菌吡喃酮 A、B，猴菇菌素 Ⅲ、Ⅳ 等。菌丝和子实体中含有多糖。

[**药理作用**] 该品有增强免疫功能，抗肿瘤，抗溃疡，降血糖及延缓衰老等作用。

[**使用注意**] 猴头菌甘、平补虚健胃，食用安全。

木 耳

[**异名**] 蕈耳、树鸡、黑木耳、木菌、云耳。

[**性味归经**] 甘，平。归肺、脾、大肠、肝经。

[**功效**] 补气养血，润肺止咳，止血，降压，抗癌。

[**用法用量**] 内服：煎汤 3~10 克；或炖汤；或烧炭存性研末。

[**成分**] 木耳含有氨基酸、蛋白质、脂质、糖、纤维素、胡萝卜素、维生素 A、维生素 B_1、维生素 B_2 及各种无机元素等。从子实体分离的一种多糖，相对分子质量为 155 000，由 L-岩藻糖、L-阿拉伯糖、D-木糖、D-甘露糖、D-葡萄糖、葡萄糖醛酸等组成。菌丝体含外多糖，还含麦角甾醇、原维生素 D_2、黑刺菌素。毛木耳含植物血凝素，含木耳毒素 Ⅰ、Ⅱ，系蛋白结合多糖。从子实体中得到 2 种多糖（APPA 和 APPB）。皱木耳在液体培养中生长，产生膜复合体，其中有地衣酚、荔枝素、苔色酸、藻纹苔酸、红粉苔酸和反丁烯二酸原冰岛衣酸酯。

[**药理作用**] 木耳多糖有抗凝血活性，增加白细胞，免疫增强，促进核酸合成，降血脂，抗动脉粥样硬化和延缓衰老等作用。尚有抗辐射，抗炎，抗溃疡，降血糖，抗癌，抗突变和抗菌等作用。

[**使用注意**] 虚寒溏泻者慎服。

银 耳

[**异名**] 白木耳、白耳、桑鹅、五鼎芝、白耳子。

[**性味归经**] 甘、淡，平。归肺、胃、肾经。

[**功效**] 滋补生津，润肺养胃。

[**用法用量**] 内服：煎汤，3~10 克；或炖冰糖、肉类服。

[**成分**] 银耳含银耳子实体多糖（TP）、银耳孢子多糖（TSP）、多糖印-1、糖蛋白 IP、细胞壁多糖、葡萄糖醛酸木糖甘露聚糖、中性多糖、酸性杂多聚糖 AC、BC。脂质成分含甾醇和磷脂。此外，葡菌丝中含萨尼丹宁 A、B、C、D。从固体培养法获得

的银耳孢子中分离得到 3 种多糖：TF-A、TF-B 及 TF-C。

[**药理作用**] 该品有提高免疫力，抗肿瘤，抗放射，增加白细胞，促进造血功能，抗凝和抗血栓等作用。尚有抗炎，降血脂，降血糖，抗溃疡，抗突变，延缓衰老，促进蛋白质和核酸生物合成及膜保护等作用。

[**使用注意**] 风寒咳嗽者及湿热酿痰致咳者禁用。

第五节　果品类

果品类包括水果和干果。其中，含水分较多的植物果实为水果，如桃、梨、苹果等。外有硬壳而水分含量较少者为干果，如花生、核桃、板栗等。另外，晒干了的水果（如柿饼）也为干果或称果干。

关于果品的药用，本草纲目谓：木实曰果，草实曰蓏，熟则可食，干可脯，丰俭可以济时，疾苦可以备药。早在两千多年前的医学古籍《黄帝内经》中就有"五谷为养，五果为助，五畜为益，五菜为充，气味合而服之，以补益精气"的记载。

《神农本草经》亦收载食用果品类如葡萄、龙眼等数种；《五十二病方》中也有大枣、李实、杏核仁等药用的记载。这些都症明果品类食物在医疗中占有非常重要的地位。

水果多质柔而润，富含液汁，多具有补虚、养阴、生津、除烦、消食开胃、醒酒、润肠通便等功能。适用于病后体虚、津伤烦渴、食欲不振、肠燥便秘等症。

果品类食物有寒温之别，寒性疾病不宜食用寒凉性的果品，热性疾病不宜食用温性果品。

果品类含有丰富的碳水化合物、维生素、无机盐及有机酸等人体必需的营养物质，而蛋白质和脂类的含量却很低。此外，由于水果中含有各种有机酸、芳香物质和色素等成分，使它们具有良好的感官性质，对增进食欲、促进消化、维持肠道正常功能、丰富膳食的多样性具有重要意义。经常适量食用可增强人的力量和耐力，也能防治高血压、动脉粥样硬化、冠心病、便秘等多种疾病。由于果品类食物中含有的果胶具有吸收细菌毒素的功能，可增强人体的抗病能力，同时又能预防癌症的发生。

一、鲜果类

梨

[**异名**] 玉乳、蜜父、甘棠、杜梨、快果等。

[**性味归经**] 甘，寒。归肺、胃、心经。

[**功效**] 止咳化痰，清热降火，清心除烦，润肺生津，解酒。

[**用法用量**] 100～200 克，鲜食；或榨汁饮；或炖食。

[**成分**] 主要含有苹果酸、柠檬酸、果糖、蔗糖、葡萄糖等有机成分；含有维生素 B_1、维生素 B_2、维生素 C 等；尚含钾、钠、钙、镁、硒、铁、锰等无机成分及膳食纤维素、蛋白质、脂肪、碳水化合物等。

[**药理作用**] 梨汁能减轻炎症早期出现的组织损伤，较强地抑制毛细血管通透性亢进，从而减轻血管内液体成分和细胞成分渗出到组织间隙，起到较好的抗炎作用；另有镇静、降压等作用。

[**使用注意**] 梨味微酸、凉性，可以软化血管以及补充营养，柿子甘涩、性寒，两者糖分含量较高，而且同属良性，同时会对胃部造成损伤，易造成腹泻。猪蹄胆固醇较高，与梨同食会对肾脏造成损伤，影响肾功能。

桃

[**异名**] 桃实。

[**性味归经**] 甘、酸，温。归肺、大肠经。

[**功效**] 生津润肠，活血消积，益气血，润肤色。

[**用法用量**] 鲜吃；或制成桃片、桃汁等。

[**成分**] 果实含有机酸，主要为苹果酸和柠檬酸。含总糖 29.8～100.3 毫克/克（鲜重），其中有果糖、葡萄糖、蔗糖、木糖

等。此外，还含有紫云英苷等。

[**药理作用**] 现代医学实验表明桃中含有较为丰富的铁元素，可参与人体血液的合成，长期食用桃可提高血液中血红蛋白的再生能力，因此，桃是缺铁性贫血患者的理想辅助食品；桃含钾多钠少，具有一定的利尿作用，适合水肿患者食用。

[**使用注意**] 不宜长期食用，容易使人生内热。

柿 子

[**异名**] 米果、猴枣。

[**性味归经**] 鲜柿：甘、涩，凉；柿饼：甘、平，微温；柿霜：甘，凉。归心、肺、大肠经。

[**功效**] 鲜柿：清热润肺，生津止渴，解毒。柿饼：健脾，涩肠，消宿血，生津润燥，美白。柿霜：润肺止咳，生津利咽，止血。

[**用法用量**] 100~200克，鲜吃；或制成柿饼，炖食。

[**成分**] 含丰富的果糖、葡萄糖、蔗糖，维生素 A、B、C 及矿物质（如磷、铁、钙、钾等），还富含果胶、胰蛋白酶、淀粉酶、单宁酸等。未成熟柿子含单宁。

[**药理作用**] 柿子具有降血脂和抗氧化的特性，从而起到抗动脉硬化、预防心血管疾病的作用；另有抗肿瘤、抗衰老、抗痉挛、杀菌、止血等作用。

[**使用注意**] 不宜多食，过则伤脾胃，助阴湿。故脾胃虚寒，呕吐清水，大便溏泄，腹部冷痛，风寒咳嗽患者及产妇不宜食用。另《本草纲目》引《食疗本草》云："凡治嗽须喘急定时冷食之。若热食反伤肺，令嗽更剧。"

枇 杷

[**异名**] 金丸、琵琶果。

[**性味归经**] 甘、酸，凉。归肺、脾经。

[**功效**] 润肺止咳，生津止渴，和胃下气，降逆。

[**用法用量**] 30～60 克。生食，或煎汤；罐头、果酒、果酱等。

[**成分**] 成熟果实含转化糖、蔗糖、苹果酸等。此外还含有 3.3%果胶、戊糖、琥珀酸、氧化酶、淀粉酶、苦杏仁酶及转化酶。

[**药理作用**] 枇杷三萜化合物包括熊果酸、齐墩果酸为母体的衍生物，经研究发现三萜酸具有抗炎及抗病毒的作用；熊果酸和总三萜酸还对柠檬酸喷雾引起的豚鼠咳嗽有止咳作用；另有抗肿瘤和促进免疫作用，这与枇杷叶中含有熊果酸和齐墩果酸有密切关系。

[**使用注意**] 不宜多食、久食。

无花果

[**异名**] 品仙果、奶浆果、品鲜果、文仙果、蜜果等。

[**性味归经**] 甘，凉。归肺、胃、大肠经。

[**功效**] 清热生津利咽，健脾开胃清肠，解毒消肿。

[**用法用量**] 水煎服，9～15 克，大剂量可用至 30～60 克；或生食鲜果，1～2 枚。

[**成分**] 果实含有大量柠檬酸，少量的延胡索酸及琥珀酸等有机酸；还含有 B 族维生素及无花果蛋白酶等类胡萝卜素化合物。最新研究从无花果中分离出补骨脂素、香柠檬酯等。

[**药理作用**] 无花果未成熟果实的乳汁，能抑制大鼠移植性肉瘤、小鼠自发性乳癌等；无花果水提取物或石油醚提取物，对家兔、猫有降压作用；另外便秘时，可作食物性轻泻剂。

[**使用注意**] 如空腹食之过多，可形成胃石症，故不宜多食。

石 榴

[**异名**] 安石榴、金樱、丹若等。

[**性味归经**] 甘、酸、涩，温。归脾、肺经。

[**功效**] 镇咳消痰，涩肠止泻，止血。

[**用法用量**] 10～30 克。水煎服；或制成饮料；或酿酒造醋。

[**成分**] 石榴果实含糖、蛋白质、脂肪、维生素 C、钙、磷、

钾、生物碱及熊果酸等。

[**药理作用**] 石榴汁和石榴籽提取物的抗氧化能力是红酒和绿茶的2~3倍。长期服用石榴汁可抑制小鼠体内的系统性氧化应激反应,主要表现为抑制蛋白质和DNA的氧化损伤,降低还原型谷胱甘肽(GSH)和氧化型谷胱甘肽(GSSG)水平,提高谷胱甘肽过氧化物酶、谷胱甘肽转移酶、谷胱甘肽还原酶、超氧化物歧化酶和过氧化氢酶的活性;另有抗微生物、抗癌、抗辐射、改善代谢综合征等作用。

[**使用注意**] 多食易伤肺损齿,石榴果皮有毒,服用时必须注意。

青 梅

[**异名**] 梅实、梅子、生梅子。

[**性味归经**] 酸,平。归肺、胃、大肠经。

[**功效**] 生津利咽,涩肠止泻。

[**用法用量**] 6~9克。内服:水煎服;或吞咽津液;或归丸剂。外用:适量,浸酒擦;或熬膏点眼。

[**成分**] 果实含有柠檬酸、苹果酸、琥珀酸、碳水化合物、谷甾醇、蜡样物质及各墩果酸样物质。含钾量较其他水果高。在成熟时期含氢氰酸,种子含苦杏仁苷。

[**药理作用**] 对邻苯三酚及肾上腺素氧化系统产生的氧自由基有很强的消除能力,并在垂直凝胶电泳中表现出抑制氮蓝四唑(NBT)光化还原的能力。将青梅加工成汁喂养小鼠,能显著提高小鼠脑中血超氧化物歧化酶(SOD)活性;另有抑菌、抗肿瘤、解毒、驱虫、抗疲劳、抗过敏作用。

[**使用注意**] 不可多食久食。胃痛呕酸者忌食。

橘

[**异名**] 黄橘、橘子。

[**性味归经**] 甘、酸,平。归肺、胃经。

[**功效**] 鲜果：生津润肺，理气化痰，开胃醒酒。橘饼：止嗽，止痢，疏肝解郁。

[**用法用量**] 鲜食，适量；或用蜜饯；或制成橘饼。

[**成分**] 含有丰富的维生素 C、维生素 P 以及维生素 A、维生素 B_1、维生素 B_2、维生素 B_6、维生素 E、胡萝卜素、叶酸、烟酸、碳水化合物，还含少量蛋白质、脂肪，以及丰富的葡萄糖、果糖、蔗糖、苹果酸、柠檬酸以及硫胺素、核黄素、抗坏血酸等。

[**药理作用**] 具有延缓血管硬化作用：防止血管破裂，降低毛细血管脆性和通透性；对血压有双向调节作用；另有预防感冒的作用，可增强机体的抗寒能力。

[**使用注意**] 不可多食，阴虚燥热、咳及咯血、吐血者慎用。

[**补注**] 橘子的皮、核、络、实皆可归药。橘皮，因以色红日久者为佳，故又名红皮、陈皮；橘皮性燥，以燥湿化痰为胜，主要用于喉痒咳嗽，痰多不利等症；橘实通络化痰，顺气和胃，主要用于痰滞咳嗽，胸闷胸痛等；橘核理气止痛，为疝气、睾丸肿痛、乳痛、腰痛所常用；橘络有通络、理气、化痰之功，用于气滞痰凝，胸腹胀痛。

大 枣

[**异名**] 壶、木蜜、干枣、美枣、良枣等。

[**性味归经**] 甘，平。归心、脾、胃经。

[**功效**] 补牟益气，养血安神，调和药性。

[**用法用量**] 9~15 克。水煎服，或做丸用。

[**成分**] 果实含光千金藤碱等生物碱，含白桦脂酮酸、齐墩果酸等三萜酸类化合物，大枣皂苷Ⅰ、Ⅱ、Ⅲ等皂苷类化合物。另含环磷腺苷（cAMP）和环磷酸鸟苷（cGMP）。果实的水溶性浸出物中含果糖、葡萄糖、蔗糖等。

[**药理作用**] 具降低胆固醇，保护肝脏，抑制癌细胞的增殖、抗突变的作用，大枣还能增加白细胞内 cAMP 含量，增加小鼠肌力；另有镇静、抗炎、镇痛的作用，大枣乙醇提取物具有抗变态反

应的作用；大枣山楂酸对 S180 肉瘤具有明显的抑制作用。

[**使用注意**] 味甘而能助湿，食之不当可致脘腹痞闷、食欲不振，故对湿盛苔腻、脘腹作胀者，须忌用。

[**补注**] 将大枣制成乌黑，即成"黑枣"，又名"南枣"，其功效与红枣相似，滋补作用较好。

葡　萄

[**异名**] 蒲桃、草龙珠、菩提子等。

[**性味归经**] 甘、酸，平。归肺、脾、肾经。

[**功效**] 益气补血，强壮筋骨，软坚散寒，补肝利胆，通利小便。

[**用法用量**] 鲜食，适量。或加工成葡萄干、葡萄汁、葡萄酱、葡萄脯、葡萄罐头、葡萄酒等。

[**成分**] 含糖量为 15%～30%，主要是葡萄糖、果糖和少量蔗糖等；还含酒石酸、草酸、柠檬酸、苹果酸及蛋白质、矿物质等。此外尚含有单葡萄糖苷和双葡萄糖苷及维生素 C、维生素 P、胡萝卜素、硫胺素、核黄素、烟酸等，还有 10 多种人体所需要的氨基酸及钙、磷、铁等微量元素。

[**药理作用**] 可抑制 Fe^{2+}-巯乙胺酸诱发大鼠肝微粒体丙二醛（MDA）的生成和过氧化叔丁醇所致大鼠红细胞 MDA 的生成；葡萄中所含的黄酮类化合物还能降低血小板凝聚能力，改善心脑血管循环；另有抗病毒、抗菌、增强免疫作用。

[**使用注意**] 阴虚内热，胃肠湿热或痰热内蕴者慎服。葡萄籽不可多食。

苹　果

[**异名**] 频婆、频果、天然子、柰子等。

[**性味归经**] 甘、酸，凉。归脾、胃、心经。

[**功效**] 益胃生津，健脾止泻，生津止渴，除烦，醒酒。

[**用法用量**] 鲜食，适量；或捣汁、熬膏食用。

[**成分**] 果实含 L-苹果酸、延胡索酸、琥珀酸、丙酮酸等。果皮含叶绿素 A、叶绿素 B、脱镁叶绿素、胡萝卜素等。

[**药理作用**] 苹果所含的粗纤维和果胶有吸附胆固醇的功能，可使体内血液中的胆固醇降低，果胶还能促进人体肠道中的铅、汞、锰等有害元素的排泄；在苹果中含有大量的槲皮苷可以改善呼吸系统和肺功能；另外苹果中的粗纤维可以调节人体血糖水平，预防血糖的骤升骤降；所含丰富的钾元素能促进体内钠盐的排出，具有降压的作用；所含多酚具有抑制癌症的作用。

[**使用注意**] 不宜多食，过量易致腹胀。

山 楂

[**异名**] 山里红果、北山楂、东山楂、红果、胭脂果等。

[**性味归经**] 酸、甘，微温。归脾、胃、肝经。

[**功效**] 消食健胃，化痰消滞，活血散瘀，行气止痛。

[**用法用量**] 3~10 克。水煎服，或归丸、散。焦山楂消食导滞作用强，用于肉食积滞，胃脘胀满，泻痢腹痛。

[**成分**] 山楂果实含左旋表儿茶精、槲皮素、金丝桃苷、绿原酸、柠檬酸等。100 克果实中含花色素类 11.28~16.04 毫克，酸类 1.27~2.46 毫克，可溶性糖类 9 690~9 910 毫克。

[**药理作用**] 具有增加冠状动脉流量，扩张血管及抗心律失常作用，其中山楂水解物山楂总黄酮和三萜酸类均有降压作用，但以三萜酸类降压效应最强；山楂具有明显的降血脂和减轻动脉粥样硬化病变的作用，并提示总三萜酸可能为降血脂的有效成分；对志贺痢疾杆菌、福氏痢疾杆菌、宋氏痢疾杆菌、变形杆菌、大肠杆菌、溶血性链球菌、绿脓杆菌、白喉杆菌、金黄色葡萄球菌等，均有较强的抑菌活性；可增加胃中的酶类及胃液分泌量，促进消化；另有镇静作用。

[**使用注意**] 脾胃虚而无积滞者不宜食用，孕妇慎服。

樱 桃

[**异名**] 莺桃、含桃、朱桃、樱珠、山珠樱、朱果等。

[**性味归经**] 甘、酸，温。归脾、肾经。

[**功效**] 调中补气，益肾健脾，生津止渴，祛风湿，止泻。

[**用法用量**] 水煎服，30~150克；或浸酒。

[**成分**] 含铁量居水果之首。比苹果和梨高20~30倍；维生素A又比苹果、葡萄高4~5倍，还含有蛋白质、糖、磷、胡萝卜素及维生素C等。

[**药理作用**] 通过抑制环氧酶-1和环氧酶-2，发挥抗炎镇痛作用；通过降血脂，保护低密度脂蛋白（LDL）免受氧化损伤，和花色苷形成相互补充的作用，减少动脉硬化的发生概率，预防心血管疾病；另有调节睡眠、清除自由基、抗癌、抗氧化、延缓衰老等作用。

[**使用注意**] 樱桃性温热，热性病及虚热咳嗽者忌食；樱桃核仁含氰苷，水解后产生氢氰酸，药用时应小心中毒。有溃疡症状者、上火者慎食；糖尿病患者忌食；高钾血症者慎食。

香 蕉

[**异名**] 甘蕉、蕉子、蕉果等。

[**性味归经**] 甘，寒。归脾、胃、大肠经。

[**功效**] 清热解毒，润肺滑肠。

[**用法用量**] 生食或炖熟，1~4枚。

[**成分**] 果实含己糖、糖醛酸、多巴胺、去甲肾上腺素、蛋白质、柠檬酸、5-羟色胺等。

[**药理作用**] 能抑制糖尿病模型大鼠的脂质过氧化状态，降低胃溃疡模型大鼠溃疡指数和过氧化脂质水平等；另有预防心血管疾病和延缓衰老等作用。

[**使用注意**] 香蕉性寒，含钠盐多，有明显水肿和需要禁盐的患者不宜多吃，如患有慢性肾炎、高血压、水肿症者尤应慎食；同

时香蕉含糖量高，糖尿病人应少食。

草 莓

[**异名**] 荷兰草莓、凤梨草莓。

[**性味归经**] 甘、微酸，凉。归脾、胃经。

[**功效**] 润肺，生津止咳，祛暑解热，健脾和胃，利尿消肿。

[**用法用量**] 鲜食，适量。

[**成分**] 含有蛋白质、多种糖类、膳食纤维、柠檬酸、苹果酸、果胶、胡萝卜素、维生素 B_1、维生素 B_2，维生素 C、烟酸以及丰富的矿物质钙、磷、铁、锰、钾等。

[**药理作用**] 实验表明草莓中的维生素 C 能软化血管，改善血液循环；美国科学家研究发现草莓中含有一种叫鞣花酸的物质，不但可以保护人体组织免受致癌物质的侵害，而且还有抑制恶性肿瘤细胞再生的作用，研究还发现草莓中的另外一种物质"草莓胺"也有抑制恶性肿瘤细胞再生的作用；草莓所含的有机酸和果胶类物质可以分解食物中的脂肪，增加食欲，促进机体消化液的分泌，并能促进胃肠蠕动，改善排泄功能，有利于人体的胆固醇和有害重金属的排除，同时也有利于预防痔疮和结肠癌的发生；另外草莓胺和鞣花酸对防治白血病、再生障碍性贫血等血液疾病具有很好的疗效。

[**使用注意**] 一般人群均可食用；痰湿内盛、肠滑便泻、尿路结石和肾功能不佳者不宜多食。

菠 萝

[**异名**] 番梨、露兜子、地菠萝、草菠萝、凤梨等。

[**性味归经**] 甘、微酸，平。归胃、肾经。

[**功效**] 健胃消食，补脾止泻，祛暑解渴，醒酒益气。

[**用法用量**] 生食或绞汁服，适量。

[**成分**] 果实含挥发油、多种有机酸、糖类、氨基酸、维生素等，还含有一种菠萝蛋白酶。

[**药理作用**] 具有抗水肿、抗炎、抗血栓、调节免疫和抗肿瘤转移等作用，都与菠萝中所含蛋白水解酶有关。

[**使用注意**] 由于菠萝中含有对口腔黏膜有刺激作用的苷类物质，因此，应将果皮和果刺削净，将果肉切成块状，食前在稀盐水或糖水中浸渍。

桑 葚

[**异名**] 葚、桑实、鸟椹、黑葚、桑枣等。

[**性味归经**] 甘、酸，寒。归肝、肾经。

[**功效**] 滋阴养血，补肝益肾，生津润肠。

[**用法用量**] 生食，适量；或加蜜熬膏；或浸酒用。

[**成分**] 含糖、鞣酸、苹果酸及维生素 B_1、维生素 B_2、维生素 C、胡萝卜素。桑椹油的脂肪酸主要由亚油酸和少量硬脂酸、油酸等组成。

[**药理作用**] 能促进 T 淋巴细胞成熟，增加氢化可的松诱导的免疫功能低下小鼠的体重、脾脏和胸腺重量、血清碳粒廓速率及血清溶血素水平，对体液免疫有增强作用；还具有促进睡眠，延缓衰老，降低血脂，预防动脉粥样硬化等作用。

[**使用注意**] 因其有滋阴生津润肠之力，故脾胃虚寒而大便溏泻者忌食。

桂 圆

[**异名**] 益智、桂圆、龙眼干、龙目、圆眼等。

[**性味归经**] 甘，温。归心、脾经。

[**功效**] 补益心脾，养血安神。

[**用法用量**] 水煎服，10~15 克，补虚可用至 30~60 克；或浸酒；或熬膏。

[**成分**] 干果肉含可溶性部分 79.77%，其中有葡萄糖 26.91%、蔗糖 0.22%、酸类（以酒石酸计）1.26%、腺嘌呤和胆碱等含氮物质 6.309%、不溶性物质 19.39%、灰分 3.36%。此外，

还含有蛋白质 5.6% 和脂肪 0.5%，另含维生素 B_1、维生素 B_2、维生素 C 等。

[药理作用] 该品和蛤蚧提取液（ALG，每毫升含桂圆肉 1克，蛤蚧 0.5 克）对实验动物可促进生长，增强体质，有抗应激作用以及增强免疫功能。可明显增加正常小鼠体重，对抗利舍平化小鼠体重下降；可显著延长小鼠常压耐缺氧存活时间，减少低温下死亡率，并延长动物高温下存活时间；还可明显增加小鼠脾脏重量，提高小鼠对炭粒的廓清指数；该品的水浸剂（1∶2）在试管内对奥杜盎小芽孢癣菌有抑制作用；另有镇静和健胃作用。

[使用注意] 腹胀或有痰火者不宜服用。

荔　枝

[异名] 离支、荔支、丹荔、丽枝。

[性味归经] 甘、酸，温。归肝、脾经。

[功效] 养血健脾，行气消肿。

[用法用量] 内服：煎汤 5～10 枚；或烧存性研末；或浸酒。外用：适量，捣烂敷；或烧存性研末敷。

[成分] 果肉含葡萄糖 60%、蔗糖 5%、蛋白质 15%、脂肪 14%，还含有维生素 C、维生素 A、维生素 B，以及叶酸、柠檬酸、苹果酸等有机酸。尚含多量游离的精氨酸和色氨酸。

[药理作用] 荔枝和荔枝核及其活性成分能阻断亚硝胺合成及清除亚硝酸根离子，抗氧化，清除自由基以及抑制 HBsAg、HbeAg 和 HBV-DNA 的生物活性；增强胰岛素抵抗模型大鼠胰岛素敏感性；抑制小鼠移植性肿瘤，抗炎，止痛，退热，对抗免疫性和急性肝损伤，调节血脂。

[使用注意] 阴虚火旺者慎服。

西　瓜

[异名] 寒瓜。

[性味归经] 甘，寒。归心、胃、膀胱经。

[**功效**] 清热解暑，除烦止渴，利小便。

[**用法用量**] 鲜食，适量。

[**成分**] 含瓜氨酸、仪-氨基-p-丙酸、丙酸、丙氨酸、o-氨基丁酸、v-氨基丁酸、谷氨酸、精氨酸、磷酸、苹果酸、乙二醇、甜菜碱、腺嘌呤、果糖、葡萄糖、蔗糖、盐类、维生素 C、p-胡萝卜素、Y-胡萝卜素、番茄烃、六氢番茄烃等。

[**药理作用**] 西瓜所含番茄红素具有抗氧化、清除自由基、预防肿瘤和心脑血管疾病等作用；西瓜所含瓜氨酸可增加流入阴茎海绵体的血液量，以及促进血管内释放出一氧化氮，起到增加男性性功能的作用。

[**使用注意**] 中寒湿盛者慎用。

中华猕猴桃

[**异名**] 藤梨、木子、猕猴梨、羊桃、猴子梨等。

[**性味归经**] 酸、甘，寒。归胃、肝、肾经。

[**功效**] 清热除烦，生津止渴，润燥，调理中气，通淋。

[**用法用量**] 鲜食，适量；或水煎服，30~60 克；或榨汁饮。

[**成分**] 中华猕猴桃果实含猕猴桃碱、中华猕猴桃蛋白酶、游离氨基酸、糖、有机酸、维生素 C、维生素 B、色素、鞣质等。每100 克新鲜的果实中维生素 C 的含量为 138~284.54 毫克。

[**药理作用**] 具有抗肿瘤、抗病毒、抗炎、抗畸变、抗突变的作用；还可增强免疫力、降血脂、抗心肌缺血；另有促进排铅和润肠通便等作用。

[**使用注意**] 脾胃虚寒者慎服。

柚

[**异名**] 雷柚、柚子、胡柑等。

[**性味归经**] 甘、酸，寒。入肺、脾、胃经。

[**功效**] 消食和胃，健脾止咳，解酒。

[**用法用量**] 鲜食，适量。

[**成分**] 含有丰富的糖类、柚皮苷、挥发油、微量元素、维生素等，其中以维生素 C 的含量最多。

[**药理作用**] 本品通过谷胱甘肽 s 转移酶（GST）的活性发挥预防及抗肿瘤的作用；另有升压、抗凝血、保肝、抑菌、降糖等药理作用。

[**使用注意**] 柚属于寒性水果，每次食用不可过多，肠胃偏寒及腹泻的患者，也不宜食用；患有肾结石的患者也不宜过多食用柚，因为柚中丰富的维生素 C 可能会增加肾结石的风险。

二、干果类

黑芝麻

[**异名**] 胡麻、巨胜、乌麻、黑脂麻、乌芝麻、小胡麻。

[**性味归经**] 甘，平。归肝、脾、肾经。

[**功效**] 补益肝肾，养血益精，润肠通便。

[**用法用量**] 9～15 克。内服：煎汤；或归丸、散。外用：适量，煎水洗浴或捣敷。

[**成分**] 含脂肪油，为油酸、亚油酸、棕榈酸、硬脂酸、花生酸、木蜡酸、二十二烷酸的甘油酯，并含有芝麻素、芝麻林素、芝麻酚、维生素 E、植物茵醇、卵磷脂、叶酸，尚含芝麻苷、蛋白质、车前糖、芝麻糖、磷、钾、细胞色素 C、多量草酸钙。

[**药理作用**] 该品所含脂肪油有滑肠缓泻的作用；所含亚油酸可降低血中胆固醇含量，防止动脉硬化；该品提取物可降低实验动物血糖，增加肝脏及肌肉中糖原含量，但大量服用则降低糖原含量。

[**使用注意**] 脾弱便溏者禁服。

落花生

[**异名**] 花生、落花参、长生果、落地生、地果。

[**性味归经**] 甘，平。归脾、肺经。

[**功效**] 健脾养胃，润肺化痰。

[**用法用量**] 内服：煎汤，30~100 克；生研冲汤，每次 10~15 克；炒熟或煮熟食，30~60 克。

[**成分**] 种子含卵磷脂、氨基酸、嘌呤、生物碱、维生素 B，泛酸、生物素、维生素 C、甾醇，另含木聚糖和葡萄甘露聚糖，微量元素铬、铁、钴、锌等。

[**药理作用**] 具有降血脂，降胆固醇，降 β-脂蛋白，降血压，增加冠状动脉流量以及抗氧化、抗血小板减少、抗肿瘤等作用；还可减肥、安神、抗炎。

[**使用注意**] 体寒湿滞及肠滑便泄者慎服。发霉花生有致癌作用，禁食。

白 果

[**异名**] 银杏、鸭脚子、灵眼、佛指甲、佛指柑。

[**性味归经**] 甘、苦、涩，平，小毒。归肺、肾经。

[**功效**] 敛肺定喘，收涩止带，缩尿。

[**用法用量**] 内服：煎汤 3~9 克；或捣汁。外用：适量，捣敷；或切片涂。

[**成分**] 种子含有毒成分银杏毒素。还含腰果酸和钾、磷、镁、钙、锌、铜等25种元素。种仁含蛋白质、脂肪、碳水化合物、糖等。

[**药理作用**] 具有祛痰、平喘、抗菌、抑制免疫、抗过敏、降血压、抗缺氧等作用。

[**使用注意**] 有实邪者禁服。生食或炒食过量可致中毒，小儿误服中毒尤为常见。

莲 子

[**异名**] 藕实、水芝丹、莲实、莲蓬子、莲肉。

[**性味归经**] 甘、涩，平。归脾、肾、心经。

[**功效**] 补脾止泻，益肾固精，养心安神。

[用法用量] 内服，煎汤，6~15 克；或归丸、散。

[成分] 含碳水化合物、蛋白质、脂肪、钙、磷、铁，果实含和乌胺，果皮含荷叶碱、原荷叶碱、氧化黄心树宁碱和 N-去甲亚美罂粟碱。

[药理作用] 具有收敛、镇静作用；另外，所含氧化黄心树宁碱尚有抑制鼻咽癌的作用。

[使用注意] 中满腹胀、大便燥结者禁服。

栗 子

[异名] 板栗、栗实、栗果、大栗、毛板栗、风栗。

[性味归经] 甘、微咸，平。归脾、肾经。

[功效] 益气健脾，补肾强筋，活血消肿，止血。

[用法用量] 30~60 克。内服：适量，生食或煮食；或炒存性研末服。外用：适量，捣敷。

[成分] 果实含有丰富的淀粉、多糖、蛋白质、氨基酸、脂肪酸、单宁酸、黄酮苷类化合物、微量元素、挥发油等化学成分。

[药理作用] 能通过抑制平滑肌发挥止泻作用，能抑制正常小鼠胃肠推进运动，对新斯的明增进的小鼠肠推进运动也有明显抑制作用，能拮抗乙酰胆碱对豚鼠离体回肠平滑肌的兴奋效应；能抑制巴豆油所致小鼠耳郭肿胀及乙酸所致小鼠腹膜炎症渗出；对痢疾杆菌、大肠杆菌、绿脓杆菌和金黄色葡萄球菌具有不同程度抑制和杀灭作用；另有抗凝血、增加白细胞作用。

[使用注意] 食积停滞、脘腹胀满、痞闷者禁服。

菱

[异名] 芰、水栗、菱角、水菱、沙角、菱实。

[性味归经] 甘，凉。归脾、胃经。

[功效] 健脾益胃，除烦止渴，解毒。

[用法用量] 内服：煎汤，9~15 克，大剂量可用至 60 克；或生食。清暑热，除烦渴，宜生用；补脾益胃，宜熟用。

[**成分**] 菱的果肉中含 4,6,8（14），22 麦角甾醇四甾四烯 3 酮（22-二氢-4-豆甾烯 3,6-二酮、β-谷固醇）。另含丰富的淀粉、葡萄糖、蛋白质。

[**药理作用**] 药理实验症明菱能够促进荷瘤小鼠脾淋巴细胞对 ConA 的增殖反应，促进鼠肝癌 H22 细胞的凋亡，增强小鼠腹腔巨噬细胞的吞噬功能。

[**使用注意**] 脾胃虚寒，中焦气滞者慎服。

榧 子

[**异名**] 榧实、玉山果、赤果、香榧、野杉子。

[**性味归经**] 甘、涩，平。归大肠、胃、肺经。

[**功效**] 杀虫，消积，通便，润燥。

[**用法用量**] 内服：煎汤，15~50 克，连壳生用，打碎入煎；或 10~14 枚，炒熟去壳，取种仁嚼服：或入丸、散。驱虫宜用较大剂量，顿服；治便秘、痔疮宜小量常服。

[**成分**] 种子含 54.3% 的脂肪油，其中不饱和脂肪酸含量高达 74.88%。

[**药理作用**] 榧子对钩虫有抑制、杀灭作用，能驱猫绦虫；日本产榧子所含生物碱可使子宫收缩。

[**使用注意**] 脾虚泄泻及肠滑大便不实者慎服。

南瓜子

[**异名**] 南瓜仁、白瓜子、金瓜米、窝瓜子、倭瓜子。

[**性味归经**] 甘，平。归大肠经。

[**功效**] 杀虫，下乳，消肿。

[**用法用量**] 内服：煎汤，30~60 克；研末或制成乳剂。外用：适量，煎水熏洗。

[**成分**] 种子含脂肪油 16.4%，其中所含脂肪酸为亚油酸、油酸、棕榈酸及硬脂酸，还有亚麻酸、肉豆蔻酸。另外还含类脂成分，内有甘油三酯、二酰甘油、单酰甘油、甾醇、甾醇酯以及磷脂

酰胆碱、磷脂酰乙醇胺、磷脂酰丝氨酸、脑苷脂等。

[药理作用] 用南瓜子浓缩制剂 100~300 毫克/千克给猫灌胃，对绦虫、弓蛔虫有明显驱虫作用。南瓜子氨酸对绦虫的中段及后段有麻痹作用。南瓜子有遏制日本血吸虫在动物体内向肝脏移行的作用。对血吸虫幼虫有抑制和杀灭作用，有效成分为南瓜子氨酸。南瓜子氨酸不能杀灭成虫，但能使虫体萎缩、生殖器官退化和子宫内虫卵减少。

[使用注意] 不可多食。《本草纲目拾遗》云：多食壅气滞膈。

第六节 禽肉类

凡人工饲养或野生鸟类食物，称为禽肉类。"禽"为鸟类的通称。《本草纲目》中收录禽类食物约有 80 种，是人类生存不可缺少的食物。常食用的有鸡、鸭、鹅、鹌鹑、鸽、雀、鸵鸟、火鸡等的肌肉、内脏及其制品。

禽肉类食品以甘平性味的居多，其次为甘温。甘平益气，甘温助阳，甘淡渗湿通利。

禽肉的营养价值与畜肉相似，只是禽肉的脂肪含量相对较少，20%左右为亚油酸，且熔点低，易于消化吸收。禽肉蛋白质含量较高，氨基酸组成接近人体需要，尤其是鸡肉中的赖氨酸含量比猪肉高 10%以上，对于以谷类为主食的人群而言，是一种补充赖氨酸极好的天然食物。禽肉脂肪总含量虽低，但所含不饱和脂肪酸较多，且必需氨基酸含量比畜肉高，肉质细嫩易消化，含氮浸出物多，加工烹调后汤味较畜肉鲜美，对体弱的老人及心血管疾病患者和儿童尤为适宜。

鸡

[异名] 丹雉鸡、烛夜。

[性味归经] 甘，温。归脾、胃经。

[功效] 温中益气，补精填髓。

[**用法用量**] 煮食或炖汁，适量。

[**成分**] 每 100 克鸡肉含水分 74 克、蛋白质 23.3 克、脂肪 1.2 克、灰分 1.1 克、钙 11 毫克、磷 190 毫克、铁 1.5 毫克、硫胺素 0.03 毫克、核黄素 0.09 毫克、烟酸 8 毫克。尚含维生素 A（小鸡肉内含量特别多），另含胆甾醇、3-甲基组氨酸。

[**药理作用**] 鸡胆汁具有解热、镇痛及抗惊厥的药理作用；鸡蛋壳具有止血、制酸的药理作用。

[**使用注意**] 实症、邪毒未清者慎用。

鸡 肝

[**性味归经**] 甘、苦，温。归肝、肾、脾经。

[**功效**] 补肝益肾，养血明目，消疳杀虫。

[**用法用量**] 煎汤，适量。或归丸、散。

[**成分**] 每 100 克含水分 75 克、蛋白质 18～20 克、脂肪 3.4 克、碳水化合物 2 克、灰分 1.4 克、钙 21 毫克、磷 260 毫克、铁 8.2 毫克、维生素 A 50 900 国际单位、硫胺素 0.38 毫克、核黄素 1.63 毫克、烟酸 10.4 毫克、抗坏血酸 7 毫克。此外，鸡肝可用于提取超氧化物歧化酶（SOD），鸡雏肝中含有铜锌超氧化物歧化酶（$Cu-Zn-SOD$），而在鸡肝的线粒体中含有锰超氧化物歧化酶（$Mn-SOD$）。

[**药理作用**] 所含锰元素是人体丙酮酸氢化酶、超氧化物歧化酶、精氨酸酶等的组成成分，还能激活羧化酶、磷酸化酶等，对生长、发育、繁殖和内分泌均有重要影响。

[**使用注意**] 不宜与维生素 C、抗凝血药、左旋多巴、优降灵和苯乙胼等同食。

乌骨鸡

[**异名**] 乌鸡、药鸡、武山鸡、黑脚鸡、绒毛鸡等。

[**性味归经**] 甘，平。归肝、肾、肺经。

[**功效**] 补肝益肾，补气养血，退虚热。

[用法用量] 煮食，适量。或入丸、散。

[成分] 蛋白质、脂肪、钙、磷、铁、维生素 B_1 和维生素 B_2、烟酸等。

[药理作用] 含 17 种氨基酸，其中有 13 种氨基酸高于普通鸡。乌骨鸡的血清总蛋白含量明显高于普通鸡。血清总蛋白既是构成机体组织和修补组织的原料，也是新陈代谢、维持多种生理功能的重要物质，对提高机体抵抗力，防治疾病，促进身体健康具有重要作用。

[使用注意] 感冒发热，咳嗽多痰时忌食；患有急性菌痢、肠炎初期忌食。

原　鸡

[异名] 山鸡。

[性味归经] 甘，温。归脾、胃经。

[功效] 补益肝肾，强壮筋骨。

[用法用量] 50~120 克。水煎；或酒炒。

[成分] 肉含蛋白质、肽类、氨基酸、胆甾醇、不饱和脂肪酸、维生素 A、维生素 C、维生素 E、硫胺素、核黄素等多种维生素，以及钙、磷、铁、镁等元素。

[使用注意] 凡实症、邪毒未清者慎用。

雀

[异名] 家雀、宾雀、麻禾雀等。

[性味归经] 甘，温。归肾、肺、膀胱经。

[功效] 补肾壮阳，固涩益精。

[用法用量] 煨，蒸，适量。或熬膏；或浸酒；或煅存性入丸、散。

[成分] 含蛋白质、脂肪、无机盐和多种维生素。

[使用注意] 阴虚火旺者及孕妇禁服。

白鸭肉

[**异名**] 鹜肉。

[**性味归经**] 甘、微咸，平。归肺、脾、肾经。

[**功效**] 补气益阴，利水消肿。

[**用法用量**] 煨烂熟，适量。

[**成分**] 每100克含水分75克、蛋白质16.5克、脂肪7.5克、碳水化合物0.1克、灰分0.9克、钙11毫克、磷1.45毫克、铁4.1毫克，还含有硫胺素、核黄素、烟酸等。

[**使用注意**] 外感未清，脾虚便溏，肠肛下血者禁食。

鹅

[**异名**] 家雁、舒雁。

[**性味归经**] 甘，平。归脾、肝、肺经。

[**功效**] 益气补虚，和胃止渴。

[**用法用量**] 煮食，适量，食肉或汤汁。

[**成分**] 含蛋白质、脂肪、钙、铁、磷、锰、维生素A、维生素C、维生素B_1、维生素B_2等。

[**药理作用**] 鹅血通过增加白细胞，提高淋巴细胞免疫力，减轻化疗药物的毒副作用等起到对肿瘤的辅助治疗作用。

[**使用注意**] 湿热内蕴、皮肤疮毒者禁食。

鸽

[**异名**] 鹁鸽、飞奴。

[**性味归经**] 咸，平。归肺、肝、肾经。

[**功效**] 滋肾，补气，解毒祛风，调经止痛。

[**用法用量**] 煮食，适量。

[**成分**] 鸽肉含水分75.10%、粗蛋白质22.14%、粗脂肪1.0%、灰分1.0%。

[**药理作用**] 该品酶解液能增强小鼠巨噬细胞的吞噬功能；能

显著延长小鼠的常压耐缺氧时间，增强小鼠抗疲劳能力；对小鼠由环磷酰胺引起的白细胞、红细胞、血红蛋白、血小板降低具拮抗作用。

[使用注意] 不宜多食。

鹌 鹑

[异名] 鹑、罗鹑、红面鹌鹑等。

[性味归经] 甘，平。归大肠、心、肝、肺、肾经。

[功效] 补益中气，强壮筋骨，止泻痢。

[用法用量] 煮食，1~2只；或烧存性研末。

[成分] 含蛋白质、脂肪、维生素 A、维生素 B、维生素 B_2、维生素 C、维生素 E 等。

[药理作用] 鹌鹑内含丰富的卵磷脂和脑磷脂，是高级神经活动不可缺少的营养物质，具有健脑的作用。

[使用注意] 老年人不宜多食。

燕 窝

[异名] 白燕子、官燕、毛燕、血燕。

[性味归经] 甘，平。归肺、胃、肾经。

[功效] 养阴润肺，益气补中。

[用法用量] 水煎服，或炖服，5~15克。

[成分] 天然燕窝含水分 10.40%、含氮物质 57.40%、脂肪微量、无氮提取物 22.00%、纤维 1.40%、灰分 8.70%、钙、磷、钾、硫为多。此外，还含有氨基己糖及类似黏蛋白的物质。

[药理作用] 该品具有通过抑制花生凝集素凝集产生抑制血凝作用；燕窝中的 EGF-2 对小鼠 3T3 成纤维细胞有强力促细胞分裂作用，增强凝集素对淋巴细胞的促有丝分裂作用；另有提高免疫功能，延缓脑组织衰老，消除自由基，强心及抗过敏等作用。

[使用注意] 湿痰停滞及有表邪者慎服。

第七节　畜肉类

畜肉类是人工饲养的牲畜动物及野生兽类动物的肉及脏器。在我国大多数人以食猪肉为主，一些少数民族地区则以牛肉或羊肉为主，兼食狗肉、马肉、驴肉、鹿肉和野生动物肉。

畜肉性味以甘、咸、温为多。甘能补气；咸入血分、阴分，可益阴血；温以祛寒。因此，畜肉营养价值较高，阴阳气血俱补。适用于先天、后天不足或诸虚百损之人。脾虚、脾湿之人慎食。

畜肉类蛋白质为完全蛋白质，含有充足的人体必需氨基酸，而且在种类和比例上接近人体需要，易消化吸收，所以营养价值很高，为利用率高的优质蛋白质。但存在于结缔组织中的同质蛋白，其蛋白质的利用率低。畜肉的脂肪和胆固醇含量较高，脂肪主要由饱和脂肪酸组成，食用过多易引起肥胖和高脂血症等疾病。牲畜的内脏所含矿物质、微量元素和维生素比畜肉多，如猪肝富含维生素 A、维生素 B_2 及较为丰富的铁和铜，因此，是治疗夜盲症、预防维生素 A 缺乏和防治缺铁性贫血的良好食物。但内脏中脂肪和胆固醇较高，尤其是猪脑等，日常膳食不宜过多摄入。

牛　肉

[**性味归经**] 水牛肉：甘，凉。黄牛肉：甘，温。归脾、胃经。

[**功效**] 补脾胃，益气血，强筋骨。

[**用法用量**] 内服：煮食、煎汁或入丸剂。

[**成分**] 因牛的种类、性别、年龄、生长地区、饲养方法、躯体部位等不同，其化学组成差别很大。大体上每 100 克（食部）含蛋白质 20.1 克、脂肪 10.2 克、维生素 B 10.07 毫克、维生素 B_2 0.15 毫克、钙 7 毫克、磷 170 毫克、铁 0.90 毫克、胆甾醇 125 毫克。

[**药理作用**] 富含肌氨酸、卡尼汀，能有效补充三磷酸腺苷，

支持脂肪新陈代谢，产生支链氨基酸，从而增长肌肉，增强肌肉力量。富含维生素 B_6，能促进蛋白质的新陈代谢和合成，增强免疫力。

[**使用注意**] 牛得传染病病死的，禁食其肉。

牛 肚

[**异名**] 牛百叶、毛肚。

[**性味归经**] 甘，温。归脾、胃经。

[**功效**] 补虚羸，健脾胃。

[**用法用量**] 煮食，适量。

[**成分**] 黄牛胃每 100 克含水分 81 克、蛋白质 14.8 克、脂肪 3.7 克、灰分 0.5 克、钙 22 毫克、磷 84 毫克、铁 0.9 毫克，还含有硫胺素、核黄素、烟酸。此外，尚含胃泌素、胃蛋白酶等。

[**药理作用**] 实验结果表明，胃肠黏膜提取物对急性胃黏膜病变，有预防和促进愈合的作用，对胃肠道黏膜和胰腺均有营养作用，能促进胰腺和小肠黏膜酶的分泌，可刺激胃的收缩，增强小肠和结肠的蠕动与收缩，促进胆囊收缩。

牛 鞭

[**异名**] 牛冲。

[**性味归经**] 甘、咸，温。归肝、肾经。

[**功效**] 补肾壮阳，固元益精，散寒止痛。

[**用法用量**] 炖煮，一具；或入丸、散；或浸酒。

[**成分**] 含有天冬氨酸、苏氨酸、甘氨酸、缬氨酸、蛋氨酸等多种氨基酸和辛酸、己酸、硬脂酸、亚油酸等脂肪酸，还含有胆固醇、睾酮、雌二醇、二氢睾酮等甾体成分。

[**药理作用**] 主要含睾丸素，能促进男子性器官的形成及第二性征的发育；睾丸素或衍生的同化激素对蛋白质的合成代谢有明显促进作用（同化作用），能使肌肉发达，体重增加；在骨髓功能低下时，较大剂量的雄激素能刺激骨髓的造血功能，促进红细胞生

成；牛鞭粗提取物通过调节肝和脑神经单胺类物质水平可发挥延缓衰老作用。

[**使用注意**] 阳盛者忌用。

猪 肉

[**异名**] 豕肉、豚肉、彘肉、稀肉。

[**性味归经**] 甘、咸，微寒。归脾、胃、肾经。

[**功效**] 补肾滋阴，润燥，益气养血，消肿。

[**用法用量**] 煮食，适量。

[**成分**] 猪的瘦肉和肥肉约分别含水分53%、6%，蛋白质16.7%、2.2%，脂肪28.8%、90.8%，碳水化合物1.1%、0.8%，灰分0.9%、0.1%，100克中分别含钙71毫克、1毫克，磷177毫克、26毫克，铁2.4毫克、0.4毫克。

[**药理作用**] 猪肉富含维生素，能提供人体必需的脂肪酸，具有营养作用；能提供血红素（有机铁）和促进铁吸收的半胱氨酸，能改善缺铁性贫血。

[**使用注意**] 湿热、痰滞内蕴者慎服。

猪 心

[**性味归经**] 甘、咸，平。归心经。

[**功效**] 补血养心，安神镇惊。

[**用法用量**] 煮食，适量；或入丸剂。

[**成分**] 猪心富含蛋白质、脂肪、钙、磷、铁、维生素 B、维生素 B_2、维生素 C 以及维生素 P 等。

[**药理作用**] 对加强心肌营养、增强心肌收缩力有很大的作用，有利于功能性或神经性心脏疾病的治愈。

[**使用注意**] 忌吴茱萸。

猪 肝

[**性味归经**] 甘、苦，温。归脾、胃、肝经。

[**功效**] 养肝明目，补气健脾。

[**用法用量**] 煮食或煎汤，60~150 克；或入丸、散。

[**成分**] 含蛋白质、脂肪、钙、磷、铁、胡萝卜素和维生素 B_2、烟酸、维生素 C 等。

[**药理作用**] 所含肝细胞生长因子具有刺激肝细胞生长和促进肝细胞 DNA 合成的作用，在一定程度上可阻止纤维化的进展，保护肝细胞。富含蛋白质、卵磷脂和微量元素，有利于儿童的智力发育和身体发育。据近代医学研究发现，猪肝具有多种抗癌物质。

[**使用注意**] 不宜与鲫鱼同食。

猪 肺

[**性味归经**] 甘，平。归肺经。

[**功效**] 补肺止咳，止血。

[**用法用量**] 煮食、煎汤，适量；或入丸剂。

[**成分**] 含蛋白质、脂肪、钙、磷、铁、硫胺素和维生素 B_2、烟酸、维生素 C 等。

[**药理作用**] 猪肺表面活性物质使肺顺应性明显改善，对呼吸窘迫综合征（ARDS）有显著疗效；猪肺中提取的两种生物活性多肽，可使周身血管扩张，血压下降，对血管平滑肌的舒张和收缩有一定作用。

[**使用注意**] 不宜与白花菜、饴糖同食。

猪 肾

[**异名**] 猪腰子。

[**性味归经**] 咸，平。归肾经。

[**功效**] 补肾益阴，利水。

[**用法用量**] 煎汤或煮食，15~150 克。

[**成分**] 含蛋白质、脂肪、钙、磷、铁、硫胺素和维生素 B_2、烟酸、维生素 C 等。

[**药理作用**] 从猪肾提取的猪肾谷酰胺酶比天冬酰胺酶有更强

的抗癌作用，与天冬酰胺酶合用，能抑制癌细胞对氨甲蝶呤的抗药性，且使其毒性降低。猪肾也可作为制取磷酸二酯酶的原料，给猫静注此酶可引起血压下降。

[**使用注意**] 不可久食。不与吴茱萸、白花菜同食。

猪 肚

[**异名**] 猪胃。

[**性味归经**] 甘，温。归脾、胃经。

[**功效**] 补虚损，健脾胃。

[**用法用量**] 煮食，适量；或入丸剂。

[**成分**] 含胃泌素、胃蛋白酶、胃膜素及胃蛋白酶稳定因子等。

[**药理作用**] 能刺激胃壁细胞分泌盐酸，对胃蛋白酶分泌也有一定促进作用，对胃肠道黏膜和胰腺均有营养作用。其促进胃酸分泌和黏膜生长的作用最显著，还能促进胰岛素、胰高血糖素和降钙素的释放，在中枢神经系统尚可能起神经递质的作用。

[**使用注意**] 外感未清、胸腹痞胀者均忌服。

猪 血

[**性味归经**] 咸，平。归心、肝经。

[**功效**] 补血止血，养心镇静，息风，下气。

[**用法用量**] 煮食，适量；或研磨，每次 3~9 克。

[**成分**] 含水分 95%、蛋白质 4.3%、脂肪 0.2%、碳水化合物 0.1%、灰分 0.5%、钙 69 毫克/100 克、磷 2 毫克/100 克、铁 15 毫克/100 克。

[**药理作用**] 有一定的抗炎作用；能加快创伤愈合，促进组织恢复与再生；对肝脏、心肌和细胞膜有保护作用。

[**使用注意**] 高胆固醇血症、肝病、高血压、冠心病患者应少食；患有上消化道出血阶段忌食。

猪 蹄

[异名] 猪四足。

[性味归经] 甘、咸，平。归胃经。

[功效] 补气血，润肌肤，通乳汁，托疮毒。

[用法用量] 煎汤或煮食，适量。

[成分] 含蛋白质、脂肪、碳水化合物，并含有钙、镁、磷、铁及维生素 A、维生素 D、维生素 E、维生素 K 等成分，另含多量的胶原蛋白。

[药理作用] 猪蹄含有大量的胶原蛋白质，能增强细胞生理代谢，改善机体生理功能和皮肤组织细胞的储水功能，延缓皮肤衰老；胶原蛋白可促进大脑细胞中一种中枢神经抑制性递质的形成，产生对中枢神经的镇静作用。

[使用注意] 有胃肠消化功能减弱的老年人每次不可食之过多。肝病、动脉硬化及原发性高血压病的患者应少食或不食为好。

野猪肉

[异名] 野彘。

[性味归经] 甘，平。归肺、脾、胃、大肠经。

[功效] 滋补五脏，润养肌肤，祛风解毒。

[用法用量] 煮食。

[成分] 每 100 克野猪肉中，含脂类 8.3 克、维生素 B_1 0.39 毫克、维生素 B_2 0.11 毫克。野猪肉瘦肉率高、脂肪含量低（仅为家猪的 50%），胆固醇含量比家猪低 29%。挥发性盐基氮 ≤15 毫克/100 克，营养丰富，含有 17 种氨基酸和多种微量元素，亚油酸含量比家猪高 2.5 倍。

[药理作用] 野猪肉中亚油酸能促进代谢，具有抗凝、抗血栓、抗组织细胞氧化作用，能降低血脂，对动脉硬化所致的冠心病和心脑血管硬化性疾病的防治有一定的疗效。

[使用注意] 服巴豆药者忌之（《本草纲目》）。

羊　肉

[**性味归经**] 甘，热。归脾、胃、肾经。

[**功效**] 健脾温中，补肾壮阳，益气养血。

[**用法用量**] 煮食或煎汤，125~250 克；或入丸剂。

[**成分**] 山羊或绵羊的肉，因种类、年龄、营养状况、部位等而有差异。如瘦肉含水分 68%、蛋白质 17.3%、脂肪 13.6%、碳水化合物 0.5%、灰分 1%、钙 15 毫克/100 克、磷 168 毫克/100克、铁 3 毫克/100 克，尚含硫胺素、核黄素等。

[**药理作用**] 羊肉所含细胞色素 C 为细胞呼吸激活剂，有改善组织缺氧的作用。富含多种营养物质，对肺结核、气管炎、哮喘、贫血均有益处。且羊肉胆固醇含量较低，引起动脉硬化、心血管疾病及肥胖的概率较低。

[**使用注意**] 外感时邪或有宿热者禁服。孕妇不宜多食。

羊　骨

[**性味归经**] 甘，温。归肾经。

[**功效**] 补肾，强筋骨，止血。

[**用法用量**] 煎汤或煮粥，一具。或浸酒；或煅存性入丸、散。

[**成分**] 因部位、年龄等不同，羊骨的成分有所差别，变化最大的是水分和脂类。羊骨质中含有大量的无机物，其中 50% 以上是磷酸钙，其他还有碳酸钙等和氟、氯等微量元素；羊骨的有机质是骨胶原、骨类黏蛋白等。

[**药理作用**] 从羊骨中可提取骨基质明胶（BMG）和骨形成蛋白（BMP）。BMG 和 BMP 具有骨诱导作用。

[**使用注意**] 素体火盛者慎服。

狗　肉

[**异名**] 犬肉、黄耳、地羊、家犬。

［**性味归经**］ 咸、酸，温。归脾、胃、肾经。

［**功效**］ 温补脾胃，强肾壮阳填精。

［**用法用量**］ 煮食，适量。

［**成分**］ 狗肉（以氨的克数计）含嘌呤类 0.027%、肌肽 0.109%。新鲜狗肉含肌酸，又含固形物、水分、钾、钠、氯等。

［**药理作用**］ 狗肉球蛋白比例大，对增强机体抗病力、细胞活力及器官功能有明显作用，有滋补强壮和增强机体抵抗力作用。还可增加体内雄性类激素，促进血液循环，改善男性功能。

［**使用注意**］ 阴虚内热、素多痰火及热病患者慎食。

兔 肉

［**异名**］ 东北兔又名草兔、山兔、黑兔子、山跳子；蒙古兔又名草原兔、跳猫；华南兔又名短耳兔、粗毛兔、硬毛兔等。

［**性味归经**］ 甘，寒。归脾、肝、大肠经。

［**功效**］ 健脾补中，凉血解毒。

［**用法用量**］ 炖、炒、煮、红烧、煮羹等，100~300 克。

［**成分**］ 含蛋白质 24.25%、脂肪 1.91%、灰分 1.52%、热量 0.68 毫克/100 克、胆固醇 65 毫克/100 克、赖氨酸 9.6%、烟酸 12.8 毫克/100 克。此外，还含有硫、钾、钙、磷、铁、钠、维生素、卵磷脂等成分。

［**药理作用**］ 兔肉中磷脂含量较高，有助于形成信息传递的物质乙酰胆碱。其卵磷脂有较强的乳化作用，还可抑制血浆胆固醇沉淀，延缓动脉粥样化斑点和血栓的形成。其较低的脂肪和胆固醇含量，可减少人体脂肪和胆固醇的摄入。

［**使用注意**］ 脾胃虚寒者不宜服用。

猫 肉

［**性味归经**］ 甘、酸，温。归肝、脾经。

［**功效**］ 益气养血，祛风湿，解毒散结。

［**用法用量**］ 煮汤 125~250 克；或浸酒。

[**成分**] 含蛋白质、脂肪、碳水化合物、无机盐类及维生素等。

[**药理作用**] 含有神经节苷脂类、磷脂类、神经酰胺类、脑苷脂类、神经鞘苷脂类、中性脂类和卵磷脂等，具有促进血管生长的作用。

[**使用注意**] 湿毒内盛者禁服。忌藜芦。有伤胎之弊，孕妇忌服。

鹿 肉

[**性味归经**] 甘，温。归脾、肾经。

[**功效**] 补肾助阳，益气养血，祛风。

[**用法用量**] 煮食、煎汤或熬膏，适量。

[**成分**] 含水分 75.76%、粗蛋白 19.77%、粗脂肪 1.92%、灰分 1.13%。

[**药理作用**] 鹿肉中的精氨酸在免疫系统中发挥重要作用。鹿肽类能促进机体新陈代谢再生过程，提高机体抗疲劳能力。鹿肉磷脂部分中不饱和脂肪酸含量较高，对于保持细胞膜的相对流动性，保症血液循环和中枢神经系统的正常生理功能有一定作用。

[**使用注意**] 素有痰热、胃中有火、阴虚火旺、吐血者慎服。

驴 肉

[**异名**] 毛驴肉。

[**性味归经**] 甘、酸，平。归脾、胃、肝经。

[**功效**] 益气补血。

[**用法用量**] 煮食，适量。

[**成分**] 每 100 克驴肉中含蛋白质 18.6 克、脂肪 0.7 克、钙 10 毫克、磷 144 毫克、铁 13.6 毫克。

[**药理作用**] 驴肉中的高级不饱和脂肪酸对动脉硬化、冠心病、高血压有着良好的保健作用。有助于动脉粥样硬化中附着于血

管壁上的脂肪溶解，有助于合成前列腺素的前体，降低血液黏度。驴皮有改良钙的平衡作用，并能使血清钙含量增加。此外尚有加速血液中红细胞和血红蛋白生长的作用。

第八节　奶蛋类

奶蛋类是指奶类食品和蛋类食品的总称。此类食品营养丰富，含有最优良的蛋白质，易消化吸收，尤其对婴、幼儿生长有重要作用。

奶类是指哺乳动物的乳汁，是一种营养成分齐全，组成比例适宜、易消化吸收、营养价值高的天然食物。奶类食物主要提供优质蛋白质、维生素 A、维生素 B 族（尤其是维生素 B_2）和钙，生活中经常食用的是牛奶和羊奶。牛奶性味甘、平，为平补的甘润之品；羊奶性味甘温，为温补之品，作用与牛奶类似，更适合虚寒体质之人。

蛋类主要包括鸡、鸭、鹅、鹌鹑、火鸡、鸵鸟等的蛋。鸡蛋性味甘、平，偏于滋阴润燥，养血安胎。鸭蛋性味甘、凉，偏于清肺止咳，滋阴平肝。鹅蛋甘、温，偏于补中益气。鸽蛋甘、咸、平，偏于益气补肾。

蛋类的营养素含量丰富，营养价值高，是提供优质蛋白质的重要食物来源之一。蛋类食品除含丰富的蛋白质外，尚含有钙、磷、铁及维生素等多种物质，特别是所含脂肪存于蛋黄之中，呈液态，易消化吸收，是人们日常生活中不可缺少的食品。此外，蛋黄中的胆固醇含量较高，大量食用易引起高脂血症，是动脉粥样硬化、冠心病等疾病的危险因素，但蛋黄中含有大量的卵磷脂，对心血管疾病有防治作用。据研究表明，每人每天吃 1~2 个鸡蛋，对血清胆固醇水平既无明显影响，又可发挥禽蛋中其他营养成分的作用。

牛　乳

[**异名**] 牛奶。

[**性味归经**] 甘，微寒。归心、肺、胃经。

[**功效**] 补虚损，益脾胃，养血，生津，润燥，解毒。

[**用法用量**] 煮饮，适量。

[**成分**] 牛乳的化学成分因牛的种类、年龄、饲养方法、采乳时间、健康状况、气温的不同而异。据分析，每 100 克牛乳约含水分 87 克、蛋白质 3.1 克、脂肪 3.53 克、碳水化合物 6 克、灰分 0.7 克、钙 120 毫克、磷 90 毫克、铁 0.1 毫克，还含有镁、钾、硫胺素、核黄素、烟酸、抗坏血酸、维生素 A、生物素、叶酸、肌醇、乳清酸等成分。牛乳的蛋白质主要是含磷蛋白质——酪蛋白、白蛋白及球蛋白，此 3 种蛋白质都含全部必需氨基酸。牛乳的脂肪主要是棕榈酸、硬脂酸的甘油酯，也含少量低级脂肪酸如丁酸、己酸、辛酸；还含有少量卵磷脂、胆甾醇、色素等。

[**药理作用**] 能强健骨骼和牙齿，防止（降低～发生搭配不当）骨质疏松症的发生。牛奶中的钾可使动脉血管在高压时保持稳定，减少中风风险。所含酪氨酸能促进血清素大量增长，富含铁、铜和卵磷脂能大大提高大脑的工作效率，镁能使心脏耐疲劳，锌能使伤口更快愈合，所含维生素 B 能提高视力。

[**使用注意**] 脾胃虚寒泄泻、中有冷痰积饮者慎服。

羊　乳

[**性味归经**] 甘，微温。归心、肺经。

[**功效**] 补虚润燥，和胃，解毒。

[**用法用量**] 煮沸或生饮，250~500 毫升。

[**成分**] 每 100 克羊乳约含水分 87 克、蛋白质 3.8 克、脂肪 4.1 克、碳水化合物 5 克、灰分 0.9 克、钙 140 毫克、磷 106 毫克、铁 0.1 毫克，尚含有硫胺素、核黄素、烟酸、抗坏血酸、维生素 A 等成分。

[**药理作用**] 乳蛋白含量高，蛋白质结构与母乳相似，有助于被人体吸收利用。免疫球蛋白含量很高，含有与母乳相近的丰富的矿物质以及与母乳相同的上皮细胞生长因子，对人体鼻腔、血管、咽喉等黏膜有良好的修复作用，能够提高人体抵抗感冒及病原微生物侵害的能力，减少疾病的发生。

[**使用注意**] 有痰湿积饮者慎服。

马　乳

[**异名**] 马奶。

[**性味归经**] 甘、凉。归心、脾经。

[**功效**] 养血润燥，清热止渴。

[**用法用量**] 煮沸，125～250 克。

[**成分**] 马乳中含蛋白质、脂肪、碳水化合物、灰分及溶菌酶。

[**药理作用**] 酸马奶对高血压、冠心病、肺结核、慢性胃炎、肠炎、糖尿病等疾病的预防和治疗作用非常明显，尤其对伤后休克、胸闷、心前区疼痛疗效显著。

[**使用注意**] 脾胃虚寒下痢者慎食。

鸡　蛋

[**异名**] 鸡子、鸡卵。

[**性味归经**] 甘，平。归肺、脾、胃经。

[**功效**] 滋阴润燥，养血安胎。

[**用法用量**] 煮，炒，1～3 枚。

[**成分**] 含蛋白质、脂肪、碳水化合物、钙、磷、铁及维生素等。

[**药理作用**] 鸡蛋所含蛋白质为优质蛋白，对肝脏组织损伤有修复作用；富含 DHA 和卵磷脂、卵黄素，对神经系统和身体发育有利，能健脑益智，改善记忆力；含有较多的维生素 B 和其他微量元素，可以分解和氧化人体内的致癌物质，具有防癌作用。

[**使用注意**] 有痰饮、积滞及宿食内停者，脾胃虚弱者不宜多用，多食则令人闷满；老人宜少食蛋黄。

鸭　卵

[**异名**] 鸭子、鸭蛋等。

[**性味归经**] 甘，凉。归心、肺经。

[**功效**] 滋阴平肝，清肺止咳，止泻。

[**用法用量**] 煮食，1~2 个。

[**成分**] 每 100 克鸭蛋含水分 70 克、蛋白质 13 克、脂肪 14.7 克、碳水化合物 1 克、维生素 A1 380 国际单位、灰分 1.8 克、钙 71 毫克、磷 210 毫克、铁 3.2 毫克、镁 7 毫克、钾 60 毫克、钠 82 毫克、氯 6 毫克，并含有核黄素、烟酸等。

[**药理作用**] 鸭蛋含有人体必需氨基酸，属于全价蛋白。还含有一定量的单不饱和脂肪酸和多不饱和脂肪酸。有保护心、脑血管，强壮身体的作用；矿物质含量远胜鸡蛋，尤其铁、钙含量极为丰富，能预防贫血，促进骨骼发育。

[**使用注意**] 脾阳虚、寒湿泻痢，以及食后气滞痞闷者禁食。

鹅　卵

[**异名**] 鹅蛋、鹅弹。

[**性味归经**] 甘，温。归胆、胃经。

[**功效**] 补五脏，补中气。

[**用法用量**] 内服：适量，宜盐腌后煮熟。

[**成分**] 含蛋白质、脂肪、碳水化合物、钙、磷、铁等。

[**药理作用**] 其脂肪含有较多的磷脂，其中约一半是卵磷脂，有助于脑及神经组织的发育。富含各种氨基酸以及人体所必需的核黄素和烟酸，易于人体消化吸收。

[**使用注意**] 该品多食易伤胃滞气。

鸽 卵

[异名] 鸽蛋。

[性味归经] 甘、咸，平。归肾、脾、胃经。

[功效] 益气补肾，解疮痘毒。

[用法用量] 煮食，适量。

[成分] 100 克鸽蛋可食部分含水分 82 克、蛋白质 9.5 克、脂肪 6.4 克、碳水化合物 2 克、灰分 0.7 克、钙 108 毫克、磷 117 毫克、铁 3.9 毫克。

[药理作用] 含有优质的蛋白质、磷脂、铁、钙、维生素 A、维生素 B、维生素 D 等营养成分，核黄素含量是鸡蛋的 2.5 倍。有改善皮肤细胞活性，改善血液循环，增加血红蛋白的作用。

鹌鹑蛋

[异名] 鹌鹑卵、鹑鸟蛋。

[性味归经] 甘、淡，平。归脾、胃经。

[功效] 补中益气，健脑。

[用法用量] 煮食，适量。

[成分] 含较高的蛋白质、脑磷脂、卵磷脂、铁、维生素及赖氨酸、胱氨酸等。

[药理作用] 富含卵磷脂和脑磷脂，具有健脑的作用；还含有能降血压的芦丁、来岂丁等物质。鹌鹑卵中营养分子较小，更易被吸收利用。

[使用注意] 鹌鹑蛋胆固醇含量较高，不宜多食。

第九节 水产类

水产品类食物分为动物和植物。包括淡水鱼、海水鱼和介壳、蛙等动物及海带、紫菜等植物。

鱼类药用有悠久的历史。一般认为，淡水鱼中的有鳞鱼和鳝鱼性平或略偏温，适于体质偏寒之人服食，疮疖、麻疹及热病后患者不宜多食；无鳞鱼类性平偏凉，适于体质偏热者食用。海产品类普遍含碘较多，故对于缺碘性疾病有很好的治疗作用。介壳类中的龟鳖更是滋阴佳品，适合于阴虚火旺体质者食用。海带、紫菜有软坚散结的作用，可用于治疗瘿瘤、瘰疬。皮肤病患者及有过敏性疾病史者应慎用水产类；结核病人在服用异烟肼期间，亦应慎食；因鱼肉中含有嘌呤类物质，故痛风患者不宜食用。

水产品类食物是人类营养物质的重要来源，其中大部分水产类食物肌肉软而细嫩，味道鲜美，比畜、禽肉更容易被人体消化。鱼类脂肪多由不饱和脂肪酸组成，熔点较低，常温下呈液态，被人体消化吸收率达 95%，是人体必需脂肪酸的重要来源。鱼类脂肪中的不饱和脂肪酸如 EPA 和 DHA 具有降低血脂、防治动脉粥样硬化的作用。

蟹

[异名] 螃蟹、河蟹、毛蟹、大闸蟹、清水蟹等。

[性味归经] 咸，寒。归肝、胃经。

[功效] 清热解毒，散瘀消肿。

[用法用量] 酒浸、油炸、清蒸、煎汤；或入丸、散服。

[成分] 中华绒螯蟹可食部分：含蛋白质、脂肪、碳水化合物、维生素 A、维生素 B_1、维生素 B_2、烟酸、胆甾醇、氨基酸及钙、磷、铁，还含三磷腺苷酶、α-皮黄质、叶黄素、虾黄质等。肉质含 10 余种游离氨基酸及酰基辅酶 A 脱氢酶、磷脂、甘油三酯。

[药理作用] 治疗漆疮。

[使用注意] 脾胃虚寒者慎服。

对 虾

[异名] 明虾、大虾。

[性味归经] 甘、咸，温。归肝、肾经。

[功效] 补肾壮阳,滋阴熄风。

[用法用量] 炒食,煮汤,浸酒或做虾酱。

[成分] 含蛋白质、脂肪、碳水化合物、维生素 A、维生素 B_1、维生素 B_2、烟酸、钙、磷、铁。体肌含原肌球蛋白、副肌球蛋白。肉及消化系统含镉、铜、铅、镍、铬。甲壳肌含铜。中国对虾又含锌、铬、锰及氨基酸,还含乙醛、噻唑化合物等。

[药理作用] 对平滑肌产生收缩作用,对血管有收缩作用和促进乳汁分泌的作用。

[使用注意] 阴虚火旺、疮肿及皮肤病患者忌食。

海 蜇

[异名] 石镜、水母。

[性味归经] 咸、平。归肺、肝、肾经。

[功效] 清热平肝,化痰消积,润肠。

[用法用量] 煎汤、蒸食、煮食或生吃(凉拌)。

[成分] 含蛋白质、脂肪、碳水化合物、维生素 A、维生素 B 族和烟酸、钙、磷、铁、碘、胆碱等成分。

[药理作用] 有类似乙酰胆碱作用,能扩张血管、降低血压;其甘露多糖胶质对防止动脉粥样硬化有一定功效。

[使用注意] 生食难以消化,故不可过量。用时忌一切辛热发物。

带 鱼

[异名] 鞭鱼、带柳、裙带鱼、海刀鱼。

[性味归经] 甘、平。归胃经。

[功效] 补虚,解毒,止血。

[用法用量] 煎汤或炖服,150~250 克;或蒸食其油;或烧存性研末。

[成分] 含蛋白质、脂肪、维生素 B_1、维生素 B_2、烟酸及钙、磷、铁、碘等。

[**药理作用**] 带鱼的脂肪含量高于一般鱼类，多为不饱和脂肪酸，具有降低胆固醇的作用；含有丰富的镁元素，有利于预防高血压、心肌梗死等心血管疾病；鳞和银白色油脂层中还有一种抗癌成分——6-硫代鸟嘌呤，对辅助治疗白血病、胃癌、淋巴肿瘤等有益。

[**使用注意**] 古称发物，凡患有疥疮、湿疹等皮肤病或过敏体质者忌食。

牡蛎肉

[**异名**] 蛎黄、蚝子肉。

[**性味归经**] 甘、咸，平。归心、肝经。

[**功效**] 养血安神，软坚消肿。

[**用法用量**] 煮食，30~60 克。

[**成分**] 含蛋白质、脂肪、糖苷和 10 种必需氨基酸、谷胱甘肽、维生素 A、维生素 B_1、维生素 B_2、维生素 D、维生素 E 及碘、铜、锌、锰、钡、磷、钙等，其中锌的含量为食物之冠。

[**药理作用**] 牡蛎肉富含糖原，可改善心脏及血液循环功能，减轻胰脏负担；含有大量牛磺酸，有解热抗炎作用，可增强机体免疫功能；对老年人钙磷代谢失衡有调整作用。

[**使用注意**] 脾虚滑精者及急、慢性皮肤病患者忌食。

文蛤肉

[**异名**] 海蛤肉、蛤蜊肉。

[**性味归经**] 咸，寒。归胃经。

[**功效**] 润燥止渴，软坚消肿。

[**用法用量**] 煮食，30~60 克。

[**成分**] 含蛋白质、脂肪、维生素 A、维生素 B、维生素 B_2 和烟酸、碘、钙、磷、铁等成分。

[**药理作用**] 对葡萄球菌有抑制作用；对肉瘤和腹水瘤都有抑制和缓解作用；具有降低血清胆固醇作用，兼有抑制胆固醇在肝脏

合成和加速胆固醇排泄的独特作用，从而使体内胆固醇下降。

[**使用注意**] 阳虚体质和脾胃虚寒腹痛、泄泻者忌用。

泥 鳅

[**异名**] 鳅、鳅鱼。

[**性味归经**] 甘，平。归脾、肝、肾经。

[**功效**] 补益脾肾，利水，解毒。

[**用法用量**] 煮食，100~250克；或烧存性，入丸、散，每次6~10克。

[**成分**] 泥鳅卵含凝集素和细胞毒素。肌肉含天冬氨酸转氨酶、蛋白质、脂肪、糖类、钙、磷、铁，还含有多种酶。花鳅皮及黏液含黏多糖、酯酶、乳酸脱氢酶、苹果酸脱氢酶、黄嘌呤脱氢酶、多种金属离子及 β-胡萝卜素。大鳞泥鳅含多种游离氨基酸、脂类、多种金属和非金属离子，此外，还含有肌苷酸、腺苷酸、肌酸酐、丁酸及琥珀酸。

[**药理作用**] 属高蛋白、低脂肪食品，营养价值高，而且有利于抵抗血管衰老，对老年人及心脑血管疾病患者有益；其滑涎有抗菌消炎的作用；能明显促进急性黄疸型肝炎患者的黄疸消退及转氨酶下降，改善肝功能。

[**使用注意**] 该品补而能清，诸病不忌。

鳝 鱼

[**异名**] 黄鳝。

[**性味归经**] 甘，温。归肝、脾、肾经。

[**功效**] 益气血，补肝肾，强筋骨，祛风湿。

[**用法用量**] 煮食，100~250克；或捣肉为丸；或研末。

[**成分**] 含蛋白质、脂肪、钙、磷、铁，维生素 A、维生素 B，和烟酸等成分。

[**药理作用**] 富含 DHA 和卵磷脂，是脑细胞不可缺少的营养物质；含"鳝鱼素"，有调节血糖的功能；能提高视力；促进皮肤

新陈代谢。其血液有毒，误食会对人的口腔、消化道黏膜产生刺激作用，严重的会损害人的神经系统，使人四肢麻木、呼吸和循环功能衰竭而死。

[**使用注意**]　虚热及外感病患者慎服。

鳜 鱼

[**异名**]　石桂鱼、桂鱼、锦鳞鱼、母猪壳。

[**性味归经**]　甘，平。归脾、胃经。

[**功效**]　健脾益胃，补养气血。

[**用法用量**]　蒸食，适量；或烧存性，研末，酒调服。

[**成分**]　含蛋白质、脂肪、维生素 B_1、维生素 B_2、烟酸及钙、磷、铁等。

[**药理作用**]　鳜鱼肉为高蛋白、低脂肪的食物，容易被人体吸收；热量不高，富含抗氧化成分。

[**使用注意**]　寒湿盛者慎用。

鳢 鱼

[**异名**]　黑鱼、乌鱼、黑鲤鱼、乌棒。

[**性味归经**]　甘，凉。归脾、胃、肺、肾经。

[**功效**]　补脾益胃，利水消肿。

[**用法用量**]　煮食或火上烤熟食，250～500 克；研末，每次10～15 克。

[**成分**]　含蛋白质、脂肪、钙、磷、铁、维生素 B_1、维生素 B_2 和烟酸、组氨酸、3-甲基组氨酸。

[**药理作用**]　适用于身体虚弱、脾胃气虚、营养不良及低蛋白血症、贫血者。因其鱼肉肌纤维很短，水分含量较高，容易被人体吸收。

[**使用注意**]　脾胃虚寒者食用时宜加姜、椒类调味和性。

鲫 鱼

[异名] 鲋、鲫瓜子。

[性味归经] 甘，平。归脾、胃、大肠经。

[功效] 健脾和胃，利水消肿，通血脉。

[用法用量] 煮食或煅研入丸、散服，适量。

[成分] 含蛋白质、脂肪、钙、磷、铁、维生素 A、维生素 B、维生素 B_2，烟酸等。

[药理作用] 所含的蛋白质质优、齐全、易于消化吸收，是肝肾疾病、心脑血管疾病患者良好的蛋白质来源，常食可增强抗病能力。

[使用注意] 不应和鹿肉、芥菜、猪肝同时食用；服中药厚补时不宜食用；不宜与猪肉同时食用；不宜与砂糖同时食用；不宜与天门冬、麦门冬同时食用；服异烟肼时不宜食用。

鲤 鱼

[异名] 赤鲤鱼、鲤拐子、鲤子。

[性味归经] 甘，平。归脾、肾、胃、胆经。

[功效] 健脾和胃，利水下气，通乳，安胎。

[用法用量] 煮汤或炖食，100~240 克。

[成分] 含丰富的谷氨酸、甘氨酸、组氨酸及蛋白质、脂肪、维生素 A、维生素 B_1、维生素 B_2、烟酸、钙、磷、铁；此外尚含组织蛋白酶 A、B 及 C。

[药理作用] 治疗妊娠水肿。

[使用注意] 风热者慎服。

鳖

[异名] 甲鱼、水鱼、团鱼、元鱼。

[性味归经] 甘，平。归肝、肾经。

[功效] 滋阴补肾，清退虚热。

[**用法用量**] 煮食或炖汤食，250~500 克；或入丸剂。

[**成分**] 含 17 种氨基酸及钙、钠、铝、钾、锰、铜、锌、磷、镁等 10 多种微量元素。

[**药理作用**] 能提高人体免疫功能，促进新陈代谢，调节人体的内分泌功能。

[**使用注意**] 脾胃阳虚及孕妇慎服。

龟

[**异名**] 金龟、乌龟。

[**性味归经**] 甘、咸，平。归肺、肾经。

[**功效**] 益阴补血。

[**用法用量**] 煮食，半只或一只；或入丸、散服。

[**成分**] 含蛋白质、脂肪、糖类、维生素 B_1、维生素 B_2、烟酸。

[**药理作用**] 提高细胞免疫及体液免疫功能，具有显著的抗血栓形成和抗动脉粥样硬化功效；还可降低人体胆固醇；消除机体内的自由基，有延缓细胞衰老的作用。

[**使用注意**] 胃有寒湿者忌服。

海 带

[**异名**] 海草、海马蔺、昆布。

[**性味归经**] 咸，寒。归肝、胃、肾经。

[**功效**] 消痰软坚，利水退肿。

[**用法用量**] 煎汤，5~15 克；或研末入丸、散服。

[**成分**] 海带含多糖化合物；含脂多糖和 3 个水溶性含砷糖；含氨基酸；含甘露醇、牛磺酸、二十碳五烯酸、棕榈酸、油酸、亚油酸、Y-亚麻酸、十八碳四烯酸、花生四烯酸、岩藻甾醇等；另含挥发油、胡萝卜素、维生素 B、维生素 B_1、维生素 C、维生素 P 和硫、钾、镁、钙、磷、铁、锰、铝、碘、铝、磷酸盐、碳酸盐、硫酸盐等。黑海带含褐藻酸及其钠盐、海带淀粉、甘露醇、维生

素、卤化物、硫酸盐、磷酸盐、碘和其他微量元素。还含具抗血凝作用的多糖类成分，又含抗纤溶酶的二苯双恶衍生物。

[**药理作用**] 具有降血脂、降血糖、抗凝血、增强免疫及抗放射作用。

[**使用注意**] 脾胃虚寒者、孕妇及哺乳期妇女忌食。

紫　菜

[**异名**] 索菜、紫英、乌菜。

[**性味归经**] 甘、咸，寒。归肺、脾、膀胱经。

[**功效**] 化痰软坚，利咽止咳，养心除烦，利水除湿。

[**用法用量**] 煎汤，15~30 克。

[**成分**] 含蛋白质、脂肪、碳水化合物、粗纤维、钙、磷、铁、碘、胡萝卜素、B 族维生素、维生素 C 和多量自由氨基酸等。

[**药理作用**] 紫菜碘含量很高，可以治疗因缺碘引起的甲状腺肿大，但食用过多易诱发甲亢；可治疗妇女、幼儿的贫血，促进骨骼、牙齿的生长和保健；可作为治疗水肿的辅助食品；所含多糖有明显增强细胞免疫和体液免疫功能，促进淋巴细胞转化，提高机体免疫力，显著降低血清胆固醇含量。

[**使用注意**] 素体脾胃虚寒、腹痛便溏者忌食；不可多食，多食可致腹胀。

第十节　调味品及其他佐料

调味品是指在加工主、副食品的过程中使用量较少，但对食品的色、香、味、质等风味特点起着重要调配作用的一类添加品。常用的调味品有大蒜、生姜、胡椒、花椒、茴香、桂皮、蜂蜜、糖、油、酱油、醋、酒、味精、盐等。

调味品是形成主、辅食品口味特点，在食品的制作中起着重要作用的添加品。它能给本身不显味的原料赋味，确定食品的口味，祛除原料的异味，增进食物的色泽，增加食物的营养，增进食欲，促进消化吸收，还能杀菌、消毒及延长保存期等。

大　蒜

[**异名**] 胡蒜、独头蒜、独蒜。

[**性味归经**] 辛，温。归脾、胃、肺、大肠经。

[**功效**] 温中行滞，解毒，杀虫。

[**用法用量**] 生食、绞汁、煎服或拌入食物，1~50 克。

[**成分**] 大蒜含挥发油（其中有多种含硫挥发性化合物）、硫代亚磺酸酯类、S-烷（烯）-L-半胱氨酸衍生物、r-L-谷氨酸多肽、苷类、多糖、脂类及酶等。

[**药理作用**] 抗菌、抗病毒及抗原虫作用，大蒜辣素、大蒜油有抑菌作用。有降血脂与预防动脉粥样硬化作用，可抑制血小板聚集及溶栓、抗肿瘤突变和阻断亚硝胺合成的作用，能保肝、提高免疫力。

[**使用注意**] 阴虚火旺及目疾、口喉疾者慎用；胃溃疡及十二指肠溃疡或慢性胃炎者忌食。

生　姜

[**异名**] 姜、鲜姜。

[**性味归经**] 辛，温。归脾、胃、肺经。

[**功效**] 散寒解表，降逆止呕，化痰止咳。

[**用法用量**] 煎汤或绞汁，3~10 克。

[**成分**] 含挥发油，主要为姜醇、姜烯、水芹烯、柠檬醛及芳樟醇等成分。生姜还含 2-哌啶酸及天门冬氨酸、谷氨酸、丝氨酸等多种氨基酸。

[**药理作用**] 解热、镇痛和抗炎作用，能显著提高痛阈；能抑制组胺所致的毛细血管通透性增加。具有止吐、抗运动病、抗 5-羟色胺、抗氧化作用，其成分中的姜辣烯酮和姜辣酮有抗氧化作用。所含姜辣烯酮和姜辣酮对多种病原菌有强大杀菌作用。

[**使用注意**] 阴虚内热及湿热症者禁服。

胡　椒

[异名] 浮椒、玉椒。

[性味归经] 辛，热。归胃、大肠、肝经。

[功效] 温中散寒，下气止痛，止泻，开胃，解毒。

[用法用量] 煎汤，1~3克；或研末，入散、丸剂等。

[成分] 果实含挥发油、多种酰胺类化合物，如胡椒酰胺、次胡椒酰胺、胡椒油碱等。

[药理作用] 对中枢神经系统有抑制作用：胡椒碱有明显抗惊厥作用。抗炎作用：胡椒碱对急性早期炎症及慢性肉芽肿形成有明显抑制作用。

[使用注意] 热病及阴虚内热者禁服，孕妇慎服。

花　椒

[异名] 大椒、秦椒、蜀椒、汉椒、巴椒等。

[性味归经] 辛，温，有微毒。归脾、胃、肾经。

[功效] 温中止痛，除湿止泻，杀虫止痒。

[用法用量] 煎汤，3~6克；或入丸、散服。

[成分] 花椒果皮中含挥发油，其主要成分为柠檬烯、1,8-桉叶素、月桂烯等。果皮还含香草木宁碱、菌芋碱、单叶芸香品碱等。花椒果实含挥发油，其含量最多的是4-松油烯醇，还有辣薄荷酮、芳樟醇等。花椒籽含挥发油，其主要成分是芳樟醇，其次是月桂烯和叔丁基苯。青椒果皮中含挥发油，其主要成分为艾草脑，还含月桂烯、柠檬烯等。青椒果实还含香叶木苷、苯甲酸。

[药理作用] 对肠平滑肌的作用：花椒及其挥发油均具有明显的抑制胃肠运动，对胃肠平滑肌痉挛具有解痉止痛的作用。抗腹泻作用：不同制备方法可抑制刺激小肠性腹泻和刺激大肠性腹泻。镇痛抗炎作用：将水提物对小鼠灌服能抑制其扭体反应，延长对热痛刺激的反应；其醚提取物强于水提物；花椒的辣味成分具有很强的持续性镇痛作用。局部麻醉作用：有类似普鲁卡因的局麻作用。抗

菌和杀疥螨作用；有较强的抗菌作用和抑制真菌作用。

[**使用注意**] 阴虚火旺者禁服，孕妇慎服。多食易动火、耗气、损目。

茴　香

[**异名**] 小茴香、土茴香、谷茴香等，

[**性味归经**] 甘、辛，温。归肝、肾、膀胱、胃经。

[**功效**] 温肾暖肝，行气止痛，和胃。

[**用法用量**] 煎汤，3~6克；或入丸、散服。

[**成分**] 果实主含挥发油和脂肪油。挥发油的主要成分为反式茴香脑，其次为柠檬烯、小茴香酮等。脂肪油主要含棕榈酸、花生酸等。果实还含豆甾醇、伞形花内酯等。

[**药理作用**] 有抗溃疡作用；镇痛作用；抗菌作用；能刺激胃肠神经血管，促进唾液和胃液分泌，起到增进食欲，帮助消化的作用。

[**使用注意**] 阴虚火旺者禁服。

桂　皮

[**异名**] 山肉桂、土桂、山桂皮。

[**性味归经**] 辛、甘，温。归脾、胃、肝、肾经。

[**功效**] 温脾胃，暖肝肾，祛寒止痛，散瘀消肿。

[**用法用量**] 煎汤，6~12克。

[**成分**] 天竺桂的树皮含挥发油（桂皮油），其中含水芹烯、丁香油酚、甲基丁香油酚等。川桂树皮含挥发油，主要成分为丁香油酚、1,8-桉叶素、桂皮醛等。

[**药理作用**] 对前列腺增生有治疗作用；能增加前列腺组织的血流量，促进局部组织血运的改善。

[**使用注意**] 阴虚火旺、里有湿热、血热妄行者及孕妇忌用。

蜂 蜜

[**异名**] 石蜜、石饴、食蜜、白蜜、蜂糖。

[**性味归经**] 甘,平。归脾、胃、肺、大肠经。

[**功效**] 调补脾胃,缓急止痛,润肺止咳,润肠通便,润肤生肌,解毒。

[**用法用量**] 温水冲调,15~30克;或入丸、膏剂。

[**成分**] 主要含果糖和葡萄糖(两者约占70%),尚含少量蔗糖、麦芽糖、糊精、树胶及含氮化合物、有机酸、挥发油、色素、酵母、酶类、无机盐、维生素和微量元素等。

[**药理作用**] 所含单糖不经消化即可吸收,迅速补充体力;增强抵抗力;扩张冠状动脉、营养心肌,改善心肌功能;能促进肝细胞再生,对脂肪肝形成有一定的抑制作用;调节胃肠功能,促进胃肠蠕动;有杀菌作用。

[**使用注意**] 痰湿内蕴、中满痞胀及大便不实者禁服。

白砂糖

[**异名**] 石蜜、白糖、白霜糖、糖霜。

[**性味归经**] 甘,平。归脾、肺经。

[**功效**] 和中缓急,生津润燥。

[**用法用量**] 温水冲服,10~15克。

[**成分**] 含糖类、蛋白质、维生素 B_2 及钙、铁等。

[**药理作用**] 适量服用能提高机体对钙的吸收,过多则妨碍钙的吸收。

[**使用注意**] 湿重中满者慎服,小儿勿多食。

赤砂糖

[**异名**] 红糖、紫砂糖、黑砂糖、黄糖。

[**性味归经**] 甘,温。归肝、脾、胃经。

[**功效**] 补脾暖肝,活血散瘀。

[**用法用量**] 开水、酒或药汁冲服，10~15 克。

[**成分**] 含蛋白质、碳水化合物、钙、铁，尚含胡萝卜素、维生素 B_2、烟酸及锰、锌、铬等微量元素。

[**药理作用**] 所含能量物质可加速皮肤细胞的代谢，加速血液循环，增加血容量的成分；刺激机体的造血功能，扩充血容量，提高局部皮肤的营养；调节组织内某些物质浓度的高低，平衡细胞内环境的水液代谢，排出细胞代谢产物；抵抗自由基，重建和保护细胞基础结构，维护细胞的正常功能和新陈代谢；有效调节各种色素代谢过程，平衡皮肤内色素分泌数量和色素分布情况，减少局部色素的异常堆积。

[**使用注意**] 平素痰湿偏盛，肥胖症、消化不良之人忌食；糖尿病人及龋齿者忌食。

花生油

[**异名**] 落花生油、果油。

[**性味归经**] 甘，平。归肺、脾、大肠经。

[**功效**] 润燥滑肠祛积。

[**用法用量**] 内服：60~125 克。

[**成分**] 含有棕榈酸、硬脂酸、亚油酸、花生酸、山嵛酸、油酸、二十碳烯酸、木蜡酸等；还含有吡嗪类化合物等芳香成分；另含维生素 E。

[**药理作用**] 可使人体内胆固醇分解为胆汁酸并排出体外，从而降低血液中胆固醇的含量；其中的胆碱，还可改善人脑的记忆力，延缓脑功能衰退。

[**使用注意**] 菌痢、急性胃肠炎、腹泻患者，由于胃肠功能紊乱不宜多食。

芸薹子油

[**异名**] 菜籽油。

[**性味归经**] 辛、甘，平。归肺、胃经。

[功效] 解毒消肿，润肠。

[用法用量] 内服：10~15 毫升。

[成分] 含棕榈油酸、硬脂酸、油酸、亚油酸、亚麻酸、花生酸、芥酸，并含菜籽甾醇及 22-去氢菜油甾醇等。

[药理作用] 能够软化血管，降低胆固醇。

[使用注意] 便溏者慎服。

麻 油

[异名] 胡麻油、乌麻油、芝麻油、香油、生油。

[性味归经] 甘、凉。归大肠经。

[功效] 润肠通便，解毒生肌。

[用法用量] 内服：生用或熬熟。

[成分] 含油酸、亚油酸、硬脂酸、棕榈酸、木蜡酸、蛋白质、烟酸、叶酸等。

[药理作用] 促进细胞分裂，延缓衰老；促进胆固醇的代谢，并有助于消除动脉血管壁上的沉积物；减轻烟对牙齿、牙龈、口腔黏膜的直接刺激和损伤以及肺部烟斑的形成，同时对尼古丁的吸收也有一定的抑制作用；增强声带弹性，使声门张合灵活有力。

[使用注意] 脾虚便溏者忌用。

酱 油

[异名] 豉油、酱汁、豆酱汁。

[性味归经] 咸，寒。归脾、胃、肾经。

[功效] 清热解毒，除烦。

[用法用量] 内服，适量。

[成分] 含蛋白质、多肽、酪氨酸、胱氨酸、丙氨酸、亮氨酸、脯氨酸、天门冬氨酸、赖氨酸、精氨酸、组氨酸、谷氨酸等，并含有多量的食盐及硫酸盐、磷酸盐、钙、镁、钾、铁等。

[药理作用] 可降低胆固醇，从而降低心血管疾病的发病率，并能减少自由基对人体的损害。

[**使用注意**] 多食则生痰动气。

醋

[**异名**] 苦酒、醯、淳酢、米醋。

[**性味归经**] 酸、甘，温。归肝、胃经。

[**功效**] 散瘀消积，止血，开胃，解毒。

[**用法用量**] 煎汤，10~30毫升；或浸渍；或拌制。

[**成分**] 含乙酸、高级醇类、3-羟基丁酮、二羟基丙酮、酪醇、乙醛、甲醛、乙缩醛、琥珀酸、草酸及山梨糖等。

[**药理作用**] 调节血液酸碱平衡；利于食物中营养成分的吸收；可使体内过多的脂肪转变为体能消耗掉，并促进糖和蛋白质的代谢，抑制肥胖；能抗衰老，抑制和降低人体衰老过程中过氧化物的形成；扩张血管，防止心血管疾病的发生；增强肝脏功能，促进新陈代谢；增强肾脏功能，有利尿作用，并能降低尿糖含量；具有杀菌能力，可以杀伤肠道中的葡萄球菌、大肠杆菌、痢疾杆菌、嗜盐菌等。

[**使用注意**] 脾胃湿重，痿痹、筋脉拘挛者慎服。

酒

[**性味归经**] 甘、苦、辛，温，有毒。归心、肝、肺、胃经。

[**功效**] 通血脉，行药势。

[**用法用量**] 温饮，适量；或和药同煎；或浸药。

[**成分**] 因原料、酿造、加工、贮藏等条件不同，酒的种类极多，成分也差异很大。在制法上，酒可分为蒸馏酒和非蒸馏酒两大类。凡酒都含乙醇。蒸馏酒除乙醇的含量高于非蒸馏酒外，尚含高级醇类、脂肪酸类、酯类、醛类等；又含少量挥发酸和不挥发酸；糖类常不存在，或只存在少量。非蒸馏酒的成分除水、乙醇之外还含有葡萄糖、糊精、甘油等物质。

[**药理作用**] 少量饮酒可使唾液、胃液分泌增加，促进胃肠消化和吸收；中等量可促进血液循环、扩张皮肤血管，故常致皮肤红

润而有温暖感；但不能持久，最终使热量耗散；大量饮酒则会抑制
胃液分泌，减弱胃蛋白酶活性，刺激胃黏膜，严重的造成酒精中
毒，损害中枢神经系统，甚至导致延脑麻痹，危及生命。

[**使用注意**] 阴虚、失血及湿热甚者禁服。

味　精

[**异名**] 味素。

[**性味归经**] 甘，温。归胃、肝经。

[**功效**] 增鲜开胃，醒脑镇惊。

[**用法用量**] 温水冲服，适量。

[**成分**] 主要含谷氨酸钠。

[**药理作用**] 谷氨酸96%能被人体吸收，形成人体组织中的蛋
白质；能与血氨结合，形成无害的谷氨酰胺，解除组织代谢过程中
所产生的毒性作用；促进氧化过程，对中枢神经系统的日常活动起
良好的作用。

[**使用注意**] 不宜长时间高温煎煮或拌炒，其所含的谷氨酸
钠，在120℃以上时会变成焦化谷氨酸钠，有一定的毒性。肾功能
不全者慎用。

第三章　药物类原料

　　药膳常用药物均为天然药材。包括植物的根和根茎、果实和种子、茎叶、全草、花、皮以及菌类、动物8类。我国中药材资源十分丰富，品种在3 000种以上，但并非所有的中药材均可用于烹饪药膳，因为药膳除了要具有一定的养生作用和食疗作用外，还应考虑药膳的食用性和安全性。严格地讲，药膳中药是指那些口感适合于烹饪，易被人们接受，或通过烹饪加工能达到一定风味要求，同时无明显毒副作用，无严格剂量要求的中药材。

　　但药膳中药毕竟是药物，与食物相比，大多具有明显的寒、热、温、凉之性。性味的偏性较食物更为显著，个别药物还有"小毒"，因此，使用时需严格注意其炮制方法和剂量。同时药物类原料在配伍宜忌、用法用量、烹调加工等方面均有严格的要求，必须全面掌握。

第一节　根和根茎类药物

　　根和根茎类，是指以贮藏根或地下茎为主的药物，一般在秋后春初采收。因为这时植物的地上枝叶已经枯萎，而新芽尚未发出，养分多聚集在根部或根茎部，所以药效也最高。如人参、西洋参、黄芪、白术、当归等。

人　参

[**异名**] 白菜参、红参、野山参。

[**性味归经**] 甘、微苦，微温。归脾、肺、心经。

[**功效**] 大补元气，固脱生津，安神益智。

[**用法用量**] 浸泡、炖、蒸、焖、煨、煮、熬。1~10克。

[**成分**] 含人参皂苷、人参二醇、人参三醇、人参倍半萜烯以及各种氨基酸、肽类、葡萄糖、果糖、麦芽糖、维生素 B、维生素 B$_2$、烟酸、泛酸等。

[**药理作用**] 能加强动物高级神经活动的兴奋和抑制过程；在小剂量时兴奋心肌及血管，大剂量时则抑制；能增强机体抵抗力，增强人体环境温度适应性，升高血压，抑制全身炎症反应，促进伤口愈合，抗维生素 B 缺乏症，减少疲劳感；可以降低血糖，与胰岛素有协同作用；能够促进动物性腺功能；能促进造血器官的造血功能，改善贫血。

[**使用注意**] 阴虚阳亢、骨蒸潮热、咳嗽吐血，肺有湿热或痰气壅滞的咳嗽，肝阳上升、目赤头晕以及一切火郁内实之症均忌服。不宜与藜芦、五灵脂同用。

党　参

[**异名**] 台参、野台参、潞党参、西党参。

[**性味归经**] 甘，平。归脾、肺经。

[**功效**] 补中益气，养血生津。

[**用法用量**] 浸泡、炖、蒸、煮、焖、熬。10~15克。

[**成分**] 含皂苷、糖类、蛋白质、维生素 B、维生素 B$_1$、淀粉及少量生物碱、多种人体必需无机元素和氨基酸等。

[**药理作用**] 能使实验兔红细胞及血红蛋白略有增加，摘除脾脏后其作用明显减弱，推测其"补血"作用，可能与脾脏有关；对实验兔腹部皮下注射党参浸膏，可使血糖升高；但如注射发酵后的浸膏或灌胃给药，则无此作用，故认为其升高血糖乃因根中含多量糖分所致；其醇、水浸膏静脉或腹腔注射，能降低麻醉犬的血压。

[**使用注意**] 该品对虚寒症最为适用，热症、实症不宜使用。不能与藜芦同用。

太子参

[**异名**] 孩儿参、童参。

[**性味归经**] 甘、微苦，平。归脾、肺经。

[**功效**] 补气健脾，生津润肺。

[**用法用量**] 浸泡、炖、蒸、煮、焖、熬。10~30克。

[**成分**] 含太子参多糖、人体必需的多种氨基酸及微量元素等。

[**药理作用**] 有抗应激反应及抗氧化活性的作用；能预防脑血管疾病，改善心肌梗死后的慢性心衰；能改善记忆，降低血糖。

[**使用注意**] 该品不能与藜芦同用。

西洋参

[**异名**] 西洋人参、洋参、花旗参。

[**性味归经**] 甘、微苦，凉。归心、脾、肺、肾经。

[**功效**] 补气养阴，清热生津。

[**用法用量**] 浸泡、炖、蒸、煮。3~6克。

[**成分**] 国产西洋参含12种以上的皂苷，还含有少量挥发油、树脂、淀粉、糖类、氨基酸和无机元素等。

[**药理作用**] 具有促进造血、增加免疫功能、抗肿瘤、降血脂作用，还具有兴奋中枢、抗休克、抗缺氧、抗心肌缺血、增加心肌收缩力、抗心律失常、抗应激反应、抗疲劳、镇静催眠、抗惊厥、抗病毒等作用。

[**使用注意**] 中阳衰微，胃有寒湿者忌服。忌铁器及火炒。不宜与藜芦同用。

黄　芪

[**异名**] 黄耆、王孙、绵黄芪。

[**性味归经**] 甘，微温。归脾、肺经。

[**功效**] 补气升阳，益卫固表，托毒生肌，利水消肿。

[**用法用量**] 浸泡、炖、蒸、焖、煮、熬。10~30克。

[**成分**] 含苷类、多糖、氨基酸及微量元素等。

[**药理作用**] 能够增强机体的免疫力和应激能力，延缓衰老，强心、扩张血管，改善微循环，降血压，抑制血小板聚集，促进骨髓造血，保肝，抗菌抗炎，抗病毒，抗氧化，抗肿瘤等。

[**使用注意**] 表实邪盛，内有积滞，阴虚阳亢，疮疡阳症、实症不宜使用。

白 术

[**异名**] 于术。

[**性味归经**] 苦、甘，温。归脾、胃经。

[**功效**] 补气健脾，燥湿利水，止汗安胎。

[**用法用量**] 浸泡、煎、炖、蒸。10~15克。

[**成分**] 含挥发油，油中主要成分为苍术醇、苍术酮等，并含有维生素 A 及糖类。

[**药理作用**] 有利尿作用，能增加水和电解质特别是钠的排出；能降低血糖，保护肝脏，提高细胞免疫功能；有扩张血管，抗血小板凝聚，抗菌，抗肿瘤，促进造血功能和蛋白质合成的作用。

[**使用注意**] 该品性偏温燥，阴虚内热或津液亏耗致燥渴便秘者，不宜使用。

甘 草

[**异名**] 国老。

[**性味归经**] 甘，平。归心、肺、脾、胃经。

[**功效**] 补脾益气，润肺止咳，缓急止痛，清热解毒，调和药性。

[**用法用量**] 泡酒、炖、蒸、煮。3~10克。

[**成分**] 含甘草酸及多种黄酮成分。

[**药理作用**] 能够解毒，抗炎，抗变态反应，抗癌，祛痰镇咳，保护胃黏膜、抑制胃溃疡，降低胃酸浓度；对乙酰胆碱、氯化

钡、组织胺等引起的肠痉挛有解痉作用；能降低血清谷丙转氨酶活性，抗肝损伤；能使多种动物的尿量及钠的排出减少，钾排出增加，血钠上升，血钙降低，能增强肾上腺素的强心作用。

[**使用注意**] 湿盛而胸腹胀满及呕吐者忌服。久服大剂量，易引起水肿。不宜与京大戟、芫花、甘遂、海藻同用。

当　归

[**异名**] 于归、秦归。

[**性味归经**] 甘、辛，温。归肝、心、脾经。

[**功效**] 补血，活血，止痛，润肠。

[**用法用量**] 浸酒、炖、蒸、焖、煮。5~15克。

[**成分**] 含挥发油、当归多糖、多种氨基酸、维生素 A、维生素 B_{12}、维生素 E 及多种人体必需的营养物质等。

[**药理作用**] 能抗血栓，抑制血小板聚集，增强造血功能，扩张血管，降压，抗心肌缺血、缺氧缺糖，促进免疫功能。对子宫平滑肌具有兴奋和抑制双向作用。还具有保肝、镇静、镇痛、抗炎、抗辐射损伤作用。

[**使用注意**] 湿盛中满、大便溏泄者忌用。

生地黄

[**异名**] 干地黄。

[**性味归经**] 甘、苦，寒。归心、肝、肾经。

[**功效**] 清热凉血，养阴生津。

[**用法用量**] 浸泡、炖、蒸、煮、捣汁。10~15克。

[**成分**] 含 β-谷甾醇、地黄素、甘露醇、葡萄糖、生物碱、铁质、维生素 A 等。

[**药理作用**] 能促进凝血、升高外周白细胞；能强心、利尿、升高血压；能护肝；降低血糖；有增强免疫功能、抗辐射损伤和肾上腺皮质激素样作用。

[**使用注意**] 脾虚湿滞，腹满便溏者，不宜使用。

熟地黄

[**异名**] 熟地。

[**性味归经**] 甘，微温。归肝、肾经。

[**功效**] 养血滋阴，补精益髓。

[**用法用量**] 浸泡、炖、蒸、煮。10~30克。

[**成分**] 含梓醇、地黄素、甘露醇、维生素 A、糖类及氨基酸等。

[**药理作用**] 能够促进骨髓造血功能，具有强心利尿，降血糖，增强免疫功能和升高外周血白细胞的作用。

[**使用注意**] 脾胃虚弱，气滞痰多，腹满便溏者禁服。

何首乌

[**异名**] 首乌、地精、何相公。

[**性味归经**] 苦、甘、涩，微温。归肝、肾经。

[**功效**] 补益精血，截疟，解毒，润肠通便。

[**用法用量**] 浸泡、炖、蒸、煮、焖、熬。10~30克。

[**成分**] 含蒽醌衍生物，主要为大黄酚、大黄素，其次是大黄酸、大黄素甲醛和大黄酚蒽酮，还含卵磷脂等。

[**药理作用**] 能够降低血脂，降低血糖，可抑制人型结核菌、弗氏痢疾杆菌；能促进肠管运动、促使神经兴奋、麻痹肌肉。

[**使用注意**] 大便溏泄及有湿痰者慎服；忌铁器。

麦门冬

[**异名**] 麦冬、寸冬。

[**性味归经**] 甘、微苦，微寒。归肺、心、胃经。

[**功效**] 润肺养阴，益胃生津，清心除烦。

[**用法用量**] 浸泡、炖、蒸、焖、熬。10~15克。

[**成分**] 含多种沿阶草甾体皂苷、β-谷甾醇、氨基酸、多量葡萄糖及葡萄糖苷等。

[**药理作用**] 家兔用 50%麦门冬煎剂肌内注射，能升高血糖，正常兔口服麦门冬的水、醇提取物 0.2 克/千克，则有降血糖作用；对四氧嘧啶性糖尿病兔有降血糖作用，并促使胰岛细胞恢复；麦门冬粉在体外对白色葡萄球菌、大肠杆菌等有一定抗菌作用。

[**使用注意**] 虚寒泄泻者慎服。

玉 竹

[**异名**] 葳蕤、萎蕤。

[**性味归经**] 甘，平。归肺、胃经。

[**功效**] 滋阴润肺，生津。

[**用法用量**] 浸泡、炖、蒸、煮、焖、熬。10~15 克。

[**成分**] 含铃兰苦苷、小奈酚苷-W 皮醇苷和维生素 A。

[**药理作用**] 能降血糖、血脂，抗自由基，抑制结核杆菌生长，能扩张外周血管和冠状动脉，改善心肌缺血症状，并有强心及提高耐缺氧能力等作用。

[**使用注意**] 痰湿气滞者禁服，脾虚便溏者慎服。

黄 精

[**异名**] 重楼、野生姜、老虎姜、鸡头参、野生姜。

[**性味归经**] 甘，平。归脾、肺、肾经。

[**功效**] 润肺滋阴，补脾益气。

[**用法用量**] 浸泡、炖、蒸、煮、熬。10~30 克。

[**成分**] 含黏液质、淀粉及糖分。

[**药理作用**] 具有抗菌、抗真菌、抗病毒、抗氧化、抗疲劳的作用；提高免疫力，促进 DNA 和蛋白质合成；能降血糖、降血脂、增加冠状动脉流量、强心、抗心肌缺血；有止血的作用。

[**使用注意**] 中寒泄泻，痰湿痞满气滞者禁服。

川贝母

[**异名**] 虻、贝母、药实、勤劳。

[**性味归经**] 苦、甘，微寒。归肺、心经。

[**功效**] 化痰止咳，清热散结。

[**用法用量**] 浸泡、炖、煮、焖、熬。3～10克。

[**成分**] 含有多种生物碱，如川贝母碱、西贝母碱、青贝碱、炉贝碱、松贝碱等。

[**药理作用**] 能祛痰镇咳，抗溃疡，降低血压，短时呼吸抑制，还有增强子宫收缩、抑制离体兔肠蠕动的作用。

[**使用注意**] 脾胃虚寒及寒痰、湿痰者慎服。不能与乌头合用。

桔 梗

[**异名**] 梗草、苦梗、苦菜根。

[**性味归经**] 苦、辛，平。归肺经。

[**功效**] 开宣肺气，祛痰，排脓利咽。

[**用法用量**] 浸泡、熬、煮、蒸、炖。3～6克。

[**成分**] 含多种皂苷，主要为桔梗皂苷，另外还含菊糖、植物甾醇等。

[**药理作用**] 能够祛痰，增加呼吸道黏液分泌量；有降低血糖以及对絮状表皮癣菌有抑制的作用。

[**使用注意**] 凡气机上逆、呕吐、呛咳、眩晕者忌用，阴虚火旺咳血者禁用。

木 香

[**异名**] 广木香、蜜香。

[**性味归经**] 辛、苦，温。归脾、胃、大肠、胆、三焦经。

[**功效**] 行气，调中，止痛。

[**用法用量**] 浸泡、炖、蒸、煮、焖。3～10克。

[**成分**] 含有挥发油，即单紫杉烯、α-紫罗兰酮、木香烯内酯、α-木香烃 β-木香烃、木香内酯、二氢脱氢木香内酯、木香酸、木香醇、水芹烯等。此外，还含有木香碱。

[**药理作用**] 能对抗组胺与乙酰胆碱对气管、支气管的致痉作用；对肠道有对抗作用，大剂量时则有相反作用；能抑制心脏活动，同时有扩血管及长久降压作用；有一定的抗菌作用。

[**使用注意**] 脏腑燥热、阴虚津亏者禁服。

香 附

[**异名**] 香附米、雷公头。

[**性味归经**] 辛、微苦、微甘，平。归肝、脾、三焦经。

[**功效**] 理气解郁，调经止痛，安胎。

[**用法用量**] 浸泡、焖、蒸、煮。6~12 克。

[**成分**] 含挥发油。主要为 β-派烯、香附子烯、α-香附酮、β-香附酮、α-莎香醇、β-莎香醇。此外还含有生物碱及三萜类。

[**药理作用**] 对子宫肌张力有迟缓作用以及微弱的雌激素样的作用；能镇痛、抗菌，对某些真菌有抑制作用。

[**使用注意**] 气虚、阴虚、血热者禁服。

郁 金

[**异名**] 玉金。

[**性味归经**] 辛、苦，寒。归心、肝、胆经。

[**功效**] 活血止痛，行气解郁，凉血清心，利胆退黄。

[**用法用量**] 浸泡、蒸、煮、炖、熬。2~12 克。

[**成分**] 含挥发油、姜黄素、淀粉、脂肪油等。

[**药理作用**] 能够减轻家兔或大白鼠主动脉及冠状动脉内膜斑块的形成及脂质沉积，对多种致病真菌有抑制作用。

[**使用注意**] 该品畏丁香，不可与丁香同用。

附 子

[**异名**] 附片。

[**性味归经**] 辛、甘，大热，有毒。归心、肾、脾经。

[**功效**] 回阳救逆，补火助阳，散寒止痛。

[**用法用量**] 浸泡、煮、煎、熬。3～15 克。

[**成分**] 含乌头碱、次乌头碱、塔拉胺、川乌碱甲等。

[**药理作用**] 附子煎剂有抗休克、抗凝、抗血栓形成、抗炎、抗溃疡作用；其注射液可提高体液免疫、细胞免疫功能及血清补体的含量，对垂体—肾上腺皮质系统有兴奋作用；具有明显强心、扩张血管、抗心肌缺血、抗缓慢型心律失常；所含的乌头碱与乌头原碱有镇痛、镇静、局麻作用。

[**使用注意**] 该品辛热燥烈，凡阴虚阳亢者及孕妇忌用。

干　姜

[**异名**] 白姜。

[**性味归经**] 辛，热。归脾、胃、肾、心、肺经。

[**功效**] 温中，回阳，温肺化饮。

[**用法用量**] 浸泡、炖、煮、蒸、熬。3～10 克。

[**成分**] 含挥发油，主要为姜烯、姜醇、水芹烯、柠檬醛、芳樟醇、姜辣素等。

[**药理作用**] 有止呕作用，对胃黏膜有保护作用，并能抑制胃液酸度和胃液分泌；其乙醇提取液能直接兴奋心脏，有强心作用；有镇静、镇痛、催眠、抗炎作用；其挥发油有抗血小板聚集作用，抑制血栓形成。

[**使用注意**] 阴虚有热、血热妄行者禁服。

高良姜

[**异名**] 良姜、小良姜、海良姜。

[**性味归经**] 辛，热。归脾、胃经。

[**功效**] 温中止痛。

[**用法用量**] 浸泡、煮、焖、蒸、熬。3～10 克。

[**成分**] 含挥发油，主要为 1,8-桉叶素、桂皮酸甲酯。此外尚含高良姜素、高良姜酚等。

[**药理作用**] 能够显著对抗小鼠水浸应激性溃疡和大鼠盐酸损

伤性溃疡；止泻；利胆；镇痛；对心绞痛具有快速止痛作用；还有抗缺氧、抗寒的作用。

[**使用注意**] 阴虚有热者禁服。

天　麻

[**异名**] 赤箭、神草、定风草。

[**性味归经**] 甘，平。归肝经。

[**功效**] 息风止痉，平肝潜阳，祛风通络。

[**用法用量**] 浸泡、煮、焖、炖、蒸、熬。3~10 克。

[**成分**] 含香荚兰醇、香荚兰醛、维生素 A、结晶性中性物质及微量生物碱、黏液质。

[**药理作用**] 能延长睡眠时间，具有抗炎、抗缺氧、抗惊厥、增加胸腺重量的作用。

[**使用注意**] 气血虚弱者慎服。

白　芍

[**异名**] 白芍药、金芍药。

[**性味归经**] 苦、酸，微寒。归肝、脾经。

[**功效**] 养血敛阴，柔肝止痛，平抑肝阳。

[**用法用量**] 浸泡、煮、熬、焖、炖。10~15 克或 15~30 克。

[**成分**] 含有芍药苷、羟基芍药苷、芍药内酯苷、苯甲酰芍药苷，以及苯甲酸、苯鞣质、挥发油、脂肪油、树脂、糖、黏液质、蛋白质、β-谷甾醇、草酸钙芍药碱、牡丹酚及三萜类化合物等。

[**药理作用**] 具有扩张冠状动脉，降低血压的作用；还具有护肝、解痉、镇痛、抗菌的作用。

[**使用注意**] 反藜芦，不能与藜芦同用。

泽　泻

[**异名**] 水泻、及泻。

[**性味归经**] 甘、淡，寒。归肾、膀胱经。

[**功效**] 利水渗湿，泄热。

[**用法用量**] 浸泡、煮、蒸、炖、熬、焖，5~10克。

[**成分**] 含三萜类化合物、挥发油、生物碱、天门冬素树脂等。

[**药理作用**] 具有利尿作用以及降血脂、降血糖、抑制结核杆菌生长的作用。

[**使用注意**] 肾虚精滑、无湿热者禁服。

三 七

[**异名**] 参三七、田七。

[**性味归经**] 甘、微苦，温。归肝、胃经。

[**功效**] 化瘀止血，活血止痛。

[**用法用量**] 浸泡、煮、蒸、熬。3~10克。

[**成分**] 含有三七皂苷、黄酮苷、槲皮素、槲皮苷、β-谷甾醇、止血活性成分β-N-Z-二酸酰基-L-α，β-二氨基丙酸。

[**药理作用**] 具有止血作用；有增加冠状动脉血流量，减慢心率，减少心肌缺氧消耗的作用，并能对抗因垂体后叶素所致的血压升高、冠状动脉收缩；对动物实验性"关节炎"有预防和治疗作用；能促进小白鼠肝糖原的积累。

[**使用注意**] 孕妇慎服。

白茅根

[**异名**] 茅根、兰根、白茅草。

[**性味归经**] 甘，寒。归肺、胃、膀胱经。

[**功效**] 凉血止血，清热利尿。

[**用法用量**] 浸泡、焖、炖、煮、蒸。15~30克。

[**成分**] 含白茅素、芦竹素、5-羟色胺、钾、钙等。

[**药理作用**] 具有利尿、止血作用；在试管内对福氏及宋氏痢疾杆菌有明显的抑制作用；可使小鼠心肌对86Rb的摄取量增加；对骨骼肌的收缩及代谢有抑制作用。此外还有镇静、解热镇痛等

作用。

[**使用注意**] 脾胃虚寒、汗多不渴者禁服。

丹 参

[**异名**] 紫丹参。

[**性味归经**] 苦，微寒。归心、心包、肝经。

[**功效**] 活血化瘀，凉血消痈，养血安神。

[**用法用量**] 浸泡、蒸、煮、炖、熬。5~15克。

[**成分**] 含脂溶性成分：丹参酮、隐丹参酮、二氢丹参酮等；水溶性成分：原儿茶醛、原儿茶酸、丹参素、维生素 E 等。

[**药理作用**] 促进组织的修复与再生作用，保肝，抗菌，降血脂。

[**使用注意**] 反藜芦。不能与藜芦同用。

川 芎

[**异名**] 香果、芎劳。

[**性味归经**] 辛，温。归肝、胆、心包经。

[**功效**] 活血行气，祛风止痛。

[**用法用量**] 浸泡、蒸、煮、炖、焖、熬。3~10克。

[**成分**] 含挥发油、生物碱（如川芎嗪等）、酚性物质（如阿魏酚）以及内脂素、维生素 A、叶酸、丙醇、蔗糖、脂肪油等。

[**药理作用**] 具有明显的镇静作用，对动物大脑的活动具有抑制作用，而对延脑呼吸中枢、血管运动中枢及脊髓反射中枢具有兴奋作用。对妊娠家兔离体子宫，微量时能刺激受孕子宫，使其张力增高，收缩增强，终成挛缩；大量则反使子宫麻痹而收缩停止。还有抗菌、抗辐射作用。

[**使用注意**] 阴虚火旺，多汗者慎用；月经过多者慎用。

芦 根

[**异名**] 苇茎、鲜芦根、苇根、鲜苇根。

[性味归经] 甘，寒。归肺、胃经。

[功效] 清热生津，除烦止呕，宣毒透疹。

[用法用量] 绞汁、煎、煮、焖。15~16 克。

[成分] 含薏苡素、天门冬酰胺等。

[药理作用] 具有解热、镇静、镇痛、降血压、降血糖、抗氧化及雌性激素样作用，对 B-溶血性链球菌有抑制作用，所含薏苡素对骨骼肌有抑制作用，首蓿素对肠管有松弛作用。

[使用注意] 脾胃虚寒者忌用。

第二节　果实和种子类药物

　　果实和种子类药物，是指以植物的果实和种子作药用，一般应在成熟时采收，如五味子、女贞子、枸杞子、杏仁等。此类药物多含油脂，烹饪时间较长。

五味子

[异名] 五梅子、山花椒。

[性味归经] 酸、甘，温。归肺、肾、心经。

[功效] 敛肺滋肾，生津敛汗，涩精止泻，宁心安神。

[用法用量] 浸泡、炖、煮、熬。1~6 克。

[成分] 含挥发油、有机酸、鞣质、维生素、糖及树脂等。

[药理作用] 可提高正常人和眼病患者的视力以及扩大视野，对听力也有良好影响，还可提高皮肤感受器的辨别力。

[使用注意] 凡表邪未解、内有实热、咳嗽初期、疱疹初期均不宜用。

女贞子

[异名] 女贞实、冬青子、鼠梓子。

[性味归经] 甘、苦，凉。归肝、肾经。

[功效] 补益肝肾，清热明目。

[**用法用量**] 浸泡、炖、煮、蒸、焖、熬。10~15克。

[**成分**] 含齐墩果酸、甘露醇、葡萄糖、棕榈酸、硬脂酸、油酸、甘油酸等。

[**药理作用**] 女贞子可增强非特异性免疫功能，对异常的免疫功能具有双向调节作用；对化疗和放疗所致的白细胞减少有升高作用；且可降低血脂，预防动脉粥样硬化；具一定抗衰老作用；有强心、利尿、降血糖、降眼压及保肝、抑制变态反应、抗菌、抗肿瘤作用。

[**使用注意**] 脾胃虚寒、泄泻及阳虚者禁服。

枸杞子

[**异名**] 西枸杞、甜菜子。

[**性味归经**] 甘，平。归肝、肾、肺经。

[**功效**] 滋补肝肾，明目，润肺。

[**用法用量**] 浸泡、煎、煮、熬。10~15克。

[**成分**] 含甜菜碱、多糖、粗脂肪、粗蛋白、硫胺素、核黄素、胡萝卜素、抗坏血酸、烟酸及钙、磷、铁、锌等。

[**药理作用**] 枸杞子具有抗脂肪肝和拟胆碱样作用；其提取物还能显著促进乳酸菌的生长及产酸，可用于食品工业。

[**使用注意**] 脾虚便溏者慎服。

山茱萸

[**异名**] 枣皮。

[**性味归经**] 酸，微温。归肝、肾经。

[**功效**] 补益肝肾，收敛固涩。

[**用法用量**] 浸泡、煎、煮、熬。5~20克。

[**成分**] 含山茱萸苷、皂苷、鞣质、熊果酸、没食子酸、草果酸、酒正酸及维生素A等。

[**药理作用**] 山茱萸的果实煎剂在体外能抑制金黄色葡萄球菌的生长，而对大肠杆菌则无效；有明显的对抗肾上腺素性高血糖的

作用，未见对正常大鼠血糖有明显影响；山茱萸总苷体内、外用药，对小鼠均有免疫抑制作用；山茱萸还有抗休克、抗癌、抗氧化、抑制炎性反应的作用。

[使用注意] 有湿热、小便淋涩等患者不宜使用。

杏 仁

[异名] 苦杏仁。

[性味归经] 苦，微温，有小毒。归肺、大肠经。

[功效] 止咳平喘，润肠通便。

[用法用量] 打碎、浸泡、煎、煮、熬。3~10克。

[成分] 含苦杏仁苷及脂肪油、蛋白质、各种游离氨基酸。

[药理作用] 杏仁具有抗炎、镇痛的作用；服用少量杏仁，在体内慢慢水解，逐渐产生微量的氢氰酸，不致引起中毒，而呈镇静呼吸中枢的作用，因此，能使呼吸运动趋于安静而显镇咳平喘的功效；具有明显持久的降血压、抗癌作用；能促进肺表面活性物质的合成，并可使病变得到改善；此外，苦杏仁油有驱虫、杀菌作用。

[使用注意] 该品有小毒，用量不宜过大；婴儿慎用。

白豆蔻

[异名] 豆蔻、白蔻、扣米。

[性味归经] 辛，温。归肺、脾、胃经。

[功效] 化湿，行气，温中，止呕。

[用法用量] 入散，宜后下（入汤剂），浸泡、煎。3~6克。

[成分] 含挥发油，其中主要成分为右旋龙脑及右旋樟脑。

[药理作用] 白豆蔻对痢疾杆菌有抑制作用，且平喘作用较强；具健胃、祛风作用，能促进胃液分泌，兴奋肠管蠕动，驱除肠内积气，抑制肠内异常发酵。

[使用注意] 阴虚血燥者禁服。

砂 仁

[**异名**] 缩砂蜜、缩砂仁。

[**性味归经**] 辛，温。归脾、胃、肾经。

[**功效**] 化湿，行气，温中，安胎。

[**用法用量**] 浸泡、煎。5~10 克。

[**成分**] 含挥发油，其中含樟脑、龙脑、莰烯、柠檬烯等。

[**药理作用**] 砂仁能使离体肠管收缩加强，大剂量有抑制作用，增进肠管蠕动；能抑制血小板聚集，对花生四烯酸诱发的小鼠急性死亡有明显保护作用；对抗由胶原和肾上腺素所诱发的小鼠急性死亡也有明显作用。

[**使用注意**] 阴虚有热者禁服。

草豆蔻

[**异名**] 草扣仁、豆蔻子。

[**性味归经**] 辛，温。归脾、胃经。

[**功效**] 燥湿行气，温中止呕。

[**用法用量**] 浸泡、煎、煮、熬。5~10 克。

[**成分**] 含挥发油、豆蔻素、山姜素等。

[**药理作用**] 草豆蔻煎剂对豚鼠离体肠管低浓度兴奋，高于1%浓度及挥发油饱和水溶液则均呈抑制作用；草豆蔻浸出液对总酸排出量无明显的影响，但能使胃蛋白酶活力明显升高。

[**使用注意**] 阴虚血少、津液不足者禁服，无寒湿者慎服。

草 果

[**异名**] 草果仁、草果子、老蔻。

[**性味归经**] 辛，温。归脾、胃经。

[**功效**] 燥湿，温中，截疟。

[**用法用量**] 去壳取仁，捣碎用，浸泡、煎、煮、熬。3~6 克。

[**成分**] 含挥发油。

[**药理作用**] 草果具有镇咳祛痰平喘、解热镇痛等作用；还有抗炎、抗菌的作用；大鼠口服香叶醇能抑制胃肠运动，小量口服有轻度利尿作用；香叶醇还有驱豚鼠蛔虫作用。

[**使用注意**] 阴虚血少者禁服。

槟　榔

[**异名**] 大腹子、海南子。

[**性味归经**] 辛、苦，温。归胃、大肠经。

[**功效**] 杀虫消积，行气利水，截疟。

[**用法用量**] 浸泡、煎、煮、熬。6～15克；60～120克（单用）。

[**成分**] 含槟榔碱、槟榔次碱、去甲基槟榔碱等生物碱，以及鞣质、脂肪油、槟榔红色素、淀粉、树脂等。

[**药理作用**] 槟榔碱是有效的驱虫成分；有抗真菌、抗病毒的作用。槟榔碱的作用与毛果芸香碱相似，可兴奋M-胆碱受体引起的腺体分泌增加，也能兴奋N-胆碱受体，对中枢神经系统也有拟胆碱作用。

[**使用注意**] 脾虚便溏或气虚下陷者忌用。

佛　手

[**异名**] 佛手柑、五指柑、手柑。

[**性味归经**] 辛、苦，温。归肝、脾、胃、肺经。

[**功效**] 疏肝理气，和中化痰。

[**用法用量**] 浸泡、煎、煮、熬。3～10枚。

[**成分**] 含柠檬油素、微量香叶苷和橙皮苷等。

[**药理作用**] 佛手醇提取物对离体大鼠肠管有明显抑制作用，对乙酰胆碱引起的兔十二指肠痉挛有显著的解痉作用；对氯化钡引起者，效力较差，故认为其抑制作用与胆碱能神经有关。猫静脉注射醇提物，还有抑制心脏和降压作用。高浓度醇浸物静脉注射

（1.5 毫升/千克），能迅速缓解卡巴胆碱所致胃和胆囊的张力增加。

[**使用注意**] 虚寒症者禁服。

莱菔子

[**异名**] 萝卜子。

[**性味归经**] 辛、甘，平。归脾、胃、肺经。

[**功效**] 消食化积，降气化痰。

[**用法用量**] 浸泡、炒、生用、煎、煮、熬。6~10 克。

[**成分**] 含少量挥发油及芥碱、莱菔子素和生物碱、黄酮等。

[**药理作用**] 莱菔子含抗菌物质，对葡萄球菌及大肠杆菌有显著抑制作用，且对同心性毛癣菌等 6 种皮肤真菌有不同程度的抑制作用；其变种的提取物，长期饲喂大鼠，能干扰甲状腺素的合成。

[**使用注意**] 气虚及无食积、痰滞者慎用。

酸枣仁

[**异名**] 枣仁、酸枣核。

[**性味归经**] 甘、酸，平。归心、肝、胆经。

[**功效**] 养心安神，敛汗。

[**用法用量**] 浸泡、煎、煮、熬、研末。10~20 克。

[**成分**] 含多量脂肪油和蛋白质、留醇、三萜化合物、酸枣仁皂苷，还含有多量维生素 C 等。

[**药理作用**] 酸枣仁具有镇静、催眠的作用，且能镇痛、抗惊厥、降温；酸枣仁可引起血压持续下降，心脏传导阻滞；酸枣仁单用或与五味子合用，均能提高烫伤小白鼠的存活率，推迟大白鼠烧伤性休克的发生，减轻小白鼠烧伤局部的水肿；酸枣仁对子宫有兴奋作用。

[**使用注意**] 有实邪及滑泄者慎服。

柏子仁

[**异名**] 柏实、柏子、侧柏子。

[**性味归经**] 甘，平。归心、肾、大肠经。

[**功效**] 养心安神，润肠通便。

[**用法用量**] 浸泡、煎、煮、熬。10～20 克。

[**成分**] 含脂肪油约 14%，并含少量挥发油及皂苷。

[**药理作用**] 柏子仁对前脑基底核破坏的小鼠被动回避学习有改善作用；对损伤造成的记忆再现障碍及记忆消去促进有明显的改善；对损伤所致获得障碍亦有改善倾向；对损伤造成的运动低下无拮抗作用。

[**使用注意**] 便溏及多痰者慎用。

木 瓜

[**异名**] 铁脚梨。

[**性味归经**] 酸，温。归肝、脾经。

[**功效**] 舒筋活络，化湿和胃。

[**用法用量**] 浸泡、煎、煮、熬。10～15 克。

[**成分**] 含皂苷、黄酮类、维生素 C、苹果酸、酒石酸、柠檬酸等。

[**药理作用**] 木瓜具有保肝作用，能减少肝细胞坏死和脂肪变性，可防止肝细胞肿胀、气球样变，并促进肝细胞修复，显著降低血清丙氨酸转氨酶水平；有抗菌作用，不同浓度的木瓜注射液的抗菌效果有差异；木瓜提取物对小鼠腹水癌有抑制作用，抑制小鼠腹腔巨噬细胞的吞噬作用。

[**使用注意**] 胃酸过多者不宜用。

桃 仁

[**异名**] 桃核仁。

[**性味归经**] 苦、甘，平。有小毒。归心、肝、肺、大肠经。

[**功效**] 活血祛瘀，润肠通便。

[**用法用量**] 捣碎，浸泡、煎、煮、熬。5～10 克。

[**成分**] 含苦杏仁苷、苦杏仁酶、尿苯素酶、乳糖酶、维生素

B_1、挥发油、脂肪油等。

[**药理作用**] 桃仁的醇提取物有抗凝血及较弱的溶血作用。可降低正常大鼠的血压。

[**使用注意**] 孕妇忌服，便溏者慎用。

胖大海

[**异名**] 安南子。

[**性味归经**] 甘，寒。归肺、大肠经。

[**功效**] 清宣肺气，清肠通便。

[**用法用量**] 浸泡、煮、煎、熬。2~4 枚。

[**成分**] 含胖大海素、西黄花胶黏素、戊聚糖及收敛性物质。

[**药理作用**] 胖大海有泻下作用，其种子浸出液对兔有缓泻作用，可明显增加肠蠕动；胖大海仁水浸剂对麻醉犬有降压作用，而对兔却有升压作用，皆可用组织胺增敏；胖大海水浸提取物有一定利尿和镇痛作用；胖大海仁（去脂干粉）用于急性中毒试验，可致兔呼吸困难、运动失调、肺充血水肿、肝脂肪变性。

[**使用注意**] 脾胃虚寒、泄泻者慎服。

栀 子

[**异名**] 越桃、山栀。

[**性味归经**] 苦，寒。归心、肺、肝、胃、三焦经。

[**功效**] 泻火除烦，清热利湿，凉血解毒。

[**用法用量**] 生用，浸泡、煮、煎、熬、炒黑。3~10 克。

[**成分**] 含栀子素、栀子苷、去羟栀子苷和藏红花素、藏红花酸、熊果酸等。

[**药理作用**] 栀子有利胆作用，能降低胆红素含量；具镇静和持久性降压作用；栀子水浸液在试管内对许蓝黄癣菌、腹股沟表皮癣菌、红色表皮癣菌等多种真菌有抑制作用；其水煎剂能杀死钩端螺旋体，在体外能使血吸虫停止活动，但对细菌生长无抑制作用；栀子醇提取液对家兔及大白鼠离体肠管平滑肌呈低浓度兴奋，高浓

度抑制作用。

[**使用注意**] 苦寒伤胃、脾虚便溏者不宜用。

决明子

[**异名**] 草决明、还瞳子。

[**性味归经**] 甘、苦，微寒。归肝、大肠经。

[**功效**] 清肝明目，润肠通便。

[**用法用量**] 浸泡、煎、煮、熬。10~15克。

[**成分**] 新鲜种子含大黄酮、大黄素、决明素、橙黄决明素等。

[**药理作用**] 决明子对麻醉犬、猫、兔等皆有降压作用；种子的醇提取物对葡萄球菌、白喉杆菌及伤寒、副伤寒、大肠杆菌等均有抑制作用，而水提取物则无效，水浸剂（1∶4）在试管中对某些皮肤真菌有不同程度的抑制作用。

[**使用注意**] 气虚便溏者忌用。

陈 皮

[**异名**] 新会皮、广陈皮、橘皮。

[**性味归经**] 辛、苦，温。归脾、肺经。

[**功效**] 理气调中，燥湿化痰。

[**用法用量**] 浸泡、煮、煎、熬。3~10克。

[**成分**] 含挥发油、黄酮苷、川皮酮及维生素 B_1、维生素 C 等。

[**药理作用**] 陈皮小量煎剂可增强心脏收缩力，使心输出量增加，冠状动脉扩张，使冠状动脉流量增加，大剂量时可抑制心脏，其水溶性总生物碱具有升高血压作用；还有清除氧自由基和抗脂质过氧化的作用；能扩张气管、祛痰，且有芳香健胃和祛风下气的功效；能收缩肾血管，使尿量减少；橘皮煎剂对子宫有抑制作用，高浓度时可使其完全脱落；陈皮还有利胆、降低血清胆固醇、抗癌、抑制血小板聚集作用。

[**使用注意**] 气虚症、阴虚燥咳、吐血症及舌赤少津，内有实热者慎服。

芡 实

[**异名**] 卵菱、鸡头实、鸡头、鸡头果、刺莲藕。

[**性味归经**] 甘、涩，平。归脾、肾经。

[**功效**] 固肾涩精，补脾祛湿，止泻。

[**用法用量**] 煎汤，15～30 克；或入丸、散服，亦可适量煮粥食。

[**成分**] 种子含淀粉、蛋白质及脂肪。此外，尚含钙、磷、铁和维生素 B_1、维生素 B_2、维生素 C、烟酸及胡萝卜素。

[**药理作用**] 有抗氧化和清除自由基的作用；能减轻缺血再灌注心脏的损伤。

[**使用注意**] 大小便不利者禁服；食滞不化者慎服。

第三节 茎叶类药物

茎、叶类药物，是指以植物的茎或叶作为药用。一般当花正在含苞欲放或在盛开的时候采收。因为这时是植物生长的最盛时期，茎叶较苗壮。如鸡血藤、石斛、肉苁蓉、艾叶、荷叶、侧柏叶。但也有例外，如桑叶，须在秋后见霜采收。此类药物有效成分容易析出，烹饪时当用武火速炒。

鸡血藤

[**异名**] 血风藤、猪血藤、大血藤、马鹿藤。

[**性味归经**] 苦、甘，温。归肝、肾经。

[**功效**] 活血舒筋，养血调经。

[**用法用量**] 煎汤，10～15 克，大剂量可用到 30 克；或浸酒。

[**成分**] 含羽扇豆醇、羽扇豆酮、木栓酮、表木栓醇、白芷内酯、表无羁萜醇、原儿茶酸等。此外还含有钙、锌、铜、镁等多种

微量元素。

[**药理作用**] 能扩张血管，使血管阻力减少，抗血小板聚集，促进磷代谢，可以用于补血。

[**使用注意**] 本品性偏温，阴虚火旺较盛者不宜长期服用。孕妇、湿热内蕴及无瘀滞者忌用。

石 斛

[**异名**] 林兰、禁生、杜兰、悬竹、千年竹。

[**性味归经**] 甘、微苦，微寒。归胃、肺、肾经。

[**功效**] 生津养胃，滋阴清热，润肺益肾，明目强腰。

[**用法用量**] 煎汤，6~15克，鲜品加倍；或入丸、散服，或熬膏。

[**成分**] 金钗石斛：含石斛碱、石斛酮碱、石斛醚碱；美花石斛：含石斛宁碱、石斛宁定碱、石斛酚等；束花石斛：含古豆碱、束花石斛碱等；马鞭石斛：含对羟基顺式桂皮酸和对羟基反式桂皮酸的二十四烷酯等。

[**药理作用**] 可降低心肌收缩力，降低血压并抑制呼吸；可提高巨噬细胞的吞噬能力；金钗石斛对平滑肌有兴奋作用，可使收缩幅度增加；铁皮石斛、束花石斛可使肠管抑制，明显降低肠管自发活动；此外，还有延缓衰老等作用。

[**使用注意**] 温热病早期阴未伤者、湿温病未化燥者、脾胃虚寒者均禁服。

肉苁蓉

[**异名**] 肉松蓉、纵蓉、地精、金笋、大芸。

[**性味归经**] 甘、咸，温。归肾、大肠经。

[**功效**] 补肾阳，益精血，润肠通便。

[**用法用量**] 煎汤，10~15克；或入丸、散服，或浸酒。

[**成分**] 含肉苁蓉素、肉苁蓉氯素、肉苁蓉苷、8-表马钱子酸、8-表去氧马钱子酸、邻苯二甲酸二丁酯、癸二酸二丁酯丁子

香酚等。还含有木脂素类、多糖、单萜苷、生物碱、氨基酸和无机微量元素。

[**药理作用**] 具有调整内分泌、促进代谢作用；可增强下丘脑—垂体—卵巢促黄体功能和单核—巨噬细胞吞噬能力；可显著提高红细胞超氧化物歧化酶活性，并降低心肌组织中脂褐质的含量；此外，还可提高小肠推进度，缩短通便时间；有抗突变作用。

[**使用注意**] 相火偏旺，大便泄泻，实热便结者禁用。

艾　叶

[**异名**] 艾、冰台、艾蒿、医草、灸草。

[**性味归经**] 辛、苦，温。有小毒。归脾、肝、肾经。

[**功效**] 温经止血，散寒止痛，祛湿止痒。

[**用法用量**] 内服：煎汤，3~10克；或入丸、散服，或捣汁。外用：适量，捣绒作炷或制成艾条熏灸，捣敷、煎水熏洗或炒热温熨。

[**成分**] 主要含有含挥发油类成分，如 O-侧柏烯、蒎烯、莰烯、香桧烯、樟脑、龙脑、萜品烯-4-醇、六氢金欢基丙酮及棕榈酸等。

[**药理作用**] 对金黄色葡萄球菌和绿脓杆菌有抑制作用，可增强网状内皮细胞的吞噬功能，具有镇咳祛痰平喘作用，可抗过敏性休克，对心肌收缩力有抑制作用，能明显延长凝血时间；可兴奋子宫，使其收缩加强。

[**使用注意**] 阴虚火旺，血燥生热及宿有出血性疾病患者禁用。

侧柏叶

[**异名**] 柏叶、扁柏叶。

[**性味归经**] 苦、涩，微寒。归肺、肝、大肠经。

[**功效**] 凉血止血，止咳化痰，祛风湿，散肿毒。

[**用法用量**] 内服：煎汤，10~15克，或入丸、散服。外用：

适量，煎水洗；捣末或研末调敷。

[成分] 含有侧柏烯、侧柏酮、小茴香酮、石竹烯、萜醇和萜类等挥发油，尚含香橙素、槲皮素等黄酮类及鞣质、树脂、维生素 C 和多种无机元素。

[药理作用] 可缩短出血、凝血时间；具有镇咳、祛痰、平喘作用；可抗病原微生物，对金黄色葡萄球菌、痢疾杆菌、伤寒杆菌等均有抑制作用；有镇静作用；还可扩张血管，降低血压，舒张肠管。

[使用注意] 久服、多服易致胃脘不适及食欲减退。

荷 叶

[性味归经] 苦、涩，平。归肝、脾、胃经。

[功效] 清暑利湿，升阳止血。

[用法用量] 煎汤，3~10 克。

[成分] 含有生物碱类如荷叶碱、莲碱、N-去甲基荷叶碱等；黄酮类如槲皮素、金丝桃苷、异槲皮素、紫云英苷等；有机酸如酒石酸、柠檬酸、没食子酸等。还含挥发油、β-谷甾醇、鞣质、皂类、蛋白质、荷叶多糖等。

[药理作用] 具有调脂、减肥、抗氧化及抗衰老的作用；生物碱成分具有抗炎、抗病毒、抗炎抗过敏作用；对平滑肌有解痉作用和抗有丝分裂的作用，对胰脂肪酶有抑制作用；提取物有抑制 HIV 增殖的作用。

[使用注意] 荷叶畏桐油、茯苓、白银。凡上焦邪盛，治宜清降者，气虚不能摄血之失血症患者忌用。

桑 叶

[异名] 铁扇子、蚕叶。

[性味归经] 苦、甘，寒。归肺、肝经。

[功效] 疏散风热，清肺，明目。

[用法用量] 煎汤，4.5~9 克；或入丸、散服。

［成分］含有牛膝甾酮、羟基促蜕皮甾酮、芦丁、桑苷、异槲皮苷、伞形花内酯、东莨菪素、东莨菪苷及挥发油、生物碱、氨基酸、有机酸、聚异戊二烯醇类物质、糖类、果胶、鞣质等。

［药理作用］具有降血糖作用；对金黄色葡萄球菌、乙型溶血性链球菌、白喉杆菌和炭疽杆菌均有较强的抗菌作用；可促进蛋白质合成，降低体内胆固醇，降低血脂。

［使用注意］过量服用会导致体内精血受损，脾胃变寒。

第四节　全草类药物

全草类药物，是指以植物的地上茎部分作为药用的植物。一般在开花期进行采收。多年生草本植物，通常割取地上茎部分；如需带根入药的植物，则连根拔起；个别需采嫩苗植物，也以花期较为适时，如：藿香、佩兰、益母草等。此类药物用法同根茎类药物。

藿　香

［异名］排香草、野藿香、土藿香、苏藿香、杜藿香。
［性味归经］辛，微温。归脾、胃、肺经。
［功效］祛暑解表，化湿和胃。
［用法用量］煎汤，6~10克；或入丸、散服。
［成分］含挥发油，甲基胡椒酚、茴香脑、茴香醛、柠檬烯、刺槐素、藿香苷、藿香精、齐墩果酸、胡萝卜苷等。
［药理作用］对多种致病性真菌、钩端螺旋体有抑制作用，藿香中的黄酮类物质有抗病毒作用。
［使用注意］不宜久煎。阴虚火旺者禁服。

佩　兰

［异名］兰草、水香、燕尾草、女兰、醒头草。
［性味归经］辛，平。归脾、胃经。

[**功效**] 解暑化湿，辟秽和中。

[**用法用量**] 煎汤，6~10克，鲜用加倍。

[**成分**] 含挥发油1.5%~2.0%，其中主要成分为对-聚伞花素、乙酸橙醇酯、百里香酚甲醚等，还含有豆甾醇、棕榈酸、琥珀酸、甘露醇等。

[**药理作用**] 具有祛痰作用；可抗病毒，对流感病毒有直接抑制作用；在体外实验中表现出一定的抗肿瘤活性。

[**使用注意**] 阴虚血燥、气虚者慎服。

益母草

[**异名**] 茺蔚、益明、苦低草、臭秽、贞蔚。

[**性味归经**] 苦、辛，微寒。归心、肝、膀胱经。

[**功效**] 活血调经，利水消肿，清热解毒。

[**用法用量**] 煎汤，10~15克，熬膏或入丸、散服。

[**成分**] 含生物碱，其中有益母草碱、水苏碱、益母草定、益母草宁等。此外，还含有苯甲酸、氯化钾、月桂酸、亚麻酸、油酸、篱醇、芦丁等。

[**药理作用**] 对多种动物子宫有明显兴奋作用；能显著增加冠状动脉流量并减慢心率，抗血小板聚集以抗血栓形成；能增强机体免疫细胞的功能；对呼吸中枢有直接兴奋作用；还具有利尿、抑菌、抗炎等药理作用。

[**使用注意**] 阴虚血少、月经过多、瞳孔散大者禁服。忌铁器。

薄 荷

[**异名**] 蕃荷菜、升阳菜、南薄荷、夜息花。

[**性味归经**] 辛，凉。归肺、肝经。

[**功效**] 散风热，清头目，利咽喉，透疹，解郁。

[**用法用量**] 煎汤，3~6克，不可久煎，宜后下；或入丸、散服。

[成分] 含挥发油，薄荷醇、薄荷酮、异薄荷酮、柠檬烯、桉叶素、氨基酸等。

[药理作用] 有发汗、解热，兴奋中枢作用；具有清凉、消炎、止痛止痒作用；可扩张血管，降低血压；还具有解痉、保肝利胆、抗早孕、兴奋子宫、祛痰止咳、促进透皮吸收、抗菌、抗病毒、驱虫作用。

[使用注意] 阴虚血燥，肝阳偏亢，表虚汗多者忌服。多服久服令人虚。

紫 苏

[异名] 苏叶、紫菜。

[性味归经] 辛，温。归肺、脾、胃经。

[功效] 散寒解表，宣肺化痰，行气和中，安胎，解鱼、蟹毒。

[用法用量] 煎汤，5~10克。

[成分] 全草含挥发油约 0.5%，内有紫苏醛、左旋柠檬烯、蒎烯等；还有芹黄素、木犀草素、紫苏苷、苯甲醇葡萄糖苷、野樱苷等。

[药理作用] 可促进消化液分泌，增强胃肠蠕动；乙醚提取物能增强脾淋巴细胞功能，而醇提物有免疫抑制作用；具有镇静、解热、兴奋性膜抑制、止咳祛痰平喘、止血、抗凝血、升高血糖、抗诱变、抗微生物、抗氧化、抗炎等作用。

[使用注意] 阴虚、气虚及温病患者慎服。

第五节 花类药物

花类药物，是指以幼嫩的花蕾作为药用的一类植物。如丁香花、菊花、金银花等，此类药物一般当花含苞欲放或在盛开的时候采收。

丁 香

[**异名**] 丁子香、支解香、雄丁香、公丁香。

[**性味归经**] 辛，温。归脾、胃、肾经。

[**功效**] 温中降逆，温肾助阳。

[**用法用量**] 煎汤，2~5 克；或入丸、散服。

[**成分**] 含丁香油酚、乙酰丁香油酚、B-石竹烯、甲基正戊基酮、苯甲醛、苄醇、间甲氧基苯甲醛、乙酸苄酯、O-衣兰烯、丁香酮、番樱桃素、水杨酸甲酯、胡椒酚等。

[**药理作用**] 可显著增加胃酸排出量和胃蛋白酶活力；通过影响胃黏膜—前列腺系统而保护实验性胃溃疡细胞；可明显促进胆汁分泌；此外，可止泻、镇痛、抗缺氧、抗凝血、抗突变、抑菌杀虫。

[**使用注意**] 热病及阴虚内热者禁服。

红 花

[**异名**] 杜兰花、红蓝花、刺红花、草红花。

[**性味归经**] 辛，温。归心、肝经。

[**功效**] 活血通经，祛瘀止痛。

[**用法用量**] 煎汤，3~10 克。养血、和血宜少用，活血祛瘀宜多用。

[**成分**] 红花黄色素、红花苷、红花油、绿原酸、儿茶酚、咖啡酸、油酸、亚油酸、棕榈酸、氨基酸等。

[**药理作用**] 有轻度兴奋心脏，降低冠状动脉阻力，增加冠状动脉流量和心肌营养血流量的作用；可对抗实验性心肌缺血、心肌梗死或心律失常；可使紧张性增高的耳呈现血管扩张，并随剂量增加而作用明显；抑制血小板聚集和增强纤维蛋白溶解作豚鼠后肢和兔耳呈现血管扩张，并随剂量增加而作用明显；抑制血小板聚集和增强纤维蛋白溶解作用；可降血脂并显著提高小鼠的耐缺氧能力；有兴奋子宫作用；具有免疫活性及抗炎作用，可降低血清溶菌酶含

量等。

[**使用注意**]　孕妇及月经过多者禁用。

金银花

[**异名**]　银花、忍冬花、鹭鸶花、二宝花。

[**性味归经**]　甘，寒。归肺、心、胃经。

[**功效**]　清热解毒，消痈散肿，凉血止痢。

[**用法用量**]　煎汤，10~20 克；或入丸、散服。

[**成分**]　绿原酸、异绿原酸、木犀草素以及肌醇、挥发油、皂苷等。

[**药理作用**]　对金黄色葡萄球菌、白色葡萄球菌、溶血性链球菌、肺炎杆菌等多种革兰阳性和阴性菌均有一定的抑制作用；有抗病毒作用，可抗炎、解热；对细胞免疫有抑制作用；有中枢神经系统兴奋作用；有较好的抗早孕作用，且强度随剂量增加而增强；口服大剂量绿原酸能增强胃肠蠕动，促进胃液及胆汁分泌。

[**使用注意**]　脾胃虚寒及疮疡属阴症者慎服。

菊　花

[**异名**]　节华、金精、真菊、金蕊、药菊。

[**性味归经**]　甘、苦，微寒。归肺、肝经。

[**功效**]　疏风清热，平肝明目，解毒消肿。

[**用法用量**]　煎汤，10~15 克；入丸、散服或泡茶饮。

[**成分**]　含挥发油、菊苷、氨基酸、黄酮类、微量维生素 B，及二酸二甲基酰肼。挥发油主要含龙脑、樟脑、菊油黄酮等；黄酮类有木犀草素-7-葡萄糖苷、大波斯菊苷、刺槐苷。

[**药理作用**]　对金黄色葡萄球菌、乙型溶血性链球菌有抑菌作用；对离体兔心脏有显著扩张冠状动脉，增加冠状动脉流量的作用；可抑制大鼠肝微粒体羟甲基戊二酰辅酶 A 还原酶的活力。

[**使用注意**]　气虚胃寒、食少泄泻者慎服。

第六节　树皮和根皮类药物

树皮和根皮类药物，是以植物的外层表皮或根皮作为药用，如杜仲、五加皮、牡丹皮等，此类药物用法同根和根茎类。

杜　仲

[**异名**] 思仙、木绵、思仲、石思仙。

[**性味归经**] 甘、微辛，温。归肝、肾经。

[**功效**] 补肝肾，强筋骨，安胎。

[**用法用量**] 煎汤，6~15克；浸酒或入丸、散服。

[**成分**] 含松脂醇二葡萄糖苷、桃叶珊瑚苷、丁香树脂酚、杜仲胶、糖苷、生物碱、果胶、脂肪、树脂、有机酸、酮糖、维生素C、醛糖、绿原酸、氨基酸。

[**药理作用**] 可引起快速而持久的降压作用；能调节免疫功能使之平衡；能兴奋垂体—肾上腺皮质系统；对抗垂体后叶素和乙酰胆碱引起的妊娠小鼠离体子宫有兴奋作用；可使在降压作用已发生急速耐受现象的犬仍表现有利尿作用；有明显镇痛作用，可抑制大鼠蛋清性足肿。

[**使用注意**] 阴虚火旺者慎服。

五加皮

[**异名**] 南五加皮、五谷皮、红五加皮。

[**性味归经**] 辛、苦、微甘，温。归肝、肾经。

[**功效**] 祛风湿，补肝肾，强筋骨，活血脉。

[**用法用量**] 煎汤，6~9克，鲜品加倍；浸酒或入丸、散服。

[**成分**] 细柱五加含丁香苷、刺五加苷、棕榈酸、亚麻酸以及挥发油、维生素A、维生素B等；无梗五加含芝麻素、无梗五加苷、胡萝卜苷、菜油甾醇、多糖、强心苷等。

[**药理作用**] 对角叉菜胶所致大鼠足肿胀有抑制作用；对动物

疲劳、缺氧及高温、低温等应激刺激有明显保护作用；可使小鼠的血清抗体浓度有明显提高；对四氯化碳急性肝损伤小鼠肝脏 DNA 合成有明显促进作用；可明显增强戊巴比妥钠对小鼠的中枢抑制；此外尚有性激素样作用。

[**使用注意**] 阴虚火旺者慎服。

牡丹皮

[**异名**] 牡丹根皮、丹皮、丹根。

[**性味归经**] 苦、辛，微寒。归心、肝、肾经。

[**功效**] 清热凉血，活血散瘀。

[**用法用量**] 煎汤，6~9 克；或入丸、散服。

[**成分**] 含牡丹酚、牡丹酚苷、牡丹酚原苷、芍药苷、挥发油及植物甾醇等。

[**药理作用**] 有催眠、镇静作用；对心肌缺血有明显保护作用，使左心室舒张收缩减少，心肌耗氧量降低，冠状动脉流量增加，并有降血压和减少心排血量作用；可显著抗凝血；有显著抗变态反应作用，同时不抑制特异性抗体生成；还有抗炎、抗菌作用；此外，对大鼠应激性胃溃疡有显著抑制作用，在体外对钙通道阻滞剂受体有明显抑制作用。

[**使用注意**] 血虚、血寒诸症，孕妇及月经过多者禁服。

第七节　菌类药物

菌类药物，是指各种朽木、腐草上繁殖生长的菌孢子植物，如灵芝、茯苓、冬虫夏草等，此类药物多有补益作用，烹饪时要用文火慢烹。

灵　芝

[**异名**] 三秀、芝、灵芝草。

[**性味归经**] 甘，平。归肺、心、脾经。

[**功效**] 益气血，安心神，健脾胃。

[**用法用量**] 煎汤，10~15克；研末，2~6克；或浸酒饮用。

[**成分**] 紫芝含麦角甾醇、有机酸（顺蓖麻酸、延胡索酸等）、氨基葡萄糖、多糖类、树脂、甘露醇等。赤芝含麦角甾醇、树脂、脂肪酸、甘露醇和多糖类；又含生物碱、内酯、香豆精、水溶性蛋白质和多种酶类。

[**药理作用**] 可增强戊巴比妥钠中枢抑制作用，并能显著延长辐射热刺激大鼠尾的痛反应潜伏期，有明显镇痛作用；有强心作用，可增强心肌收缩力等；能抗血小板聚集及抗血栓；能促进血清、肝脏及骨髓的蛋白质与核酸合成，增加血浆皮质醇含量；可使小鼠腹腔渗出液中性粒细胞、巨噬细胞增加。加强免疫作用；此外具有祛痰、保肝、抗氧化、延缓衰老、抗炎、抗肿瘤、抗放射等作用。

[**使用注意**] 实症慎服。

茯 苓

[**异名**] 茯菟、松腴、松薯、松木薯、松苓。

[**性味归经**] 甘、淡，平。归心、脾、肺、肾经。

[**功效**] 利水渗湿，健脾和胃，宁心安神。

[**用法用量**] 煎汤，10~15克；或入丸、散服。宁心安神用朱砂拌。

[**成分**] 含β-茯苓聚糖、三萜类化合物乙酰茯苓酸、茯苓酸、3-β-羟基羊毛甾三烯酸、树胶、甲壳质、蛋白质、脂肪、卵磷脂、葡萄糖、腺嘌呤、组氨酸、胆碱、β-茯苓聚糖分解酶、脂肪酶、蛋白酶等。

[**药理作用**] 可预防轻度胃溃疡，对四氯化碳引起的肝细胞损伤及丙氨酸转氨酶升高有良好防治效果；能增强小鼠巨噬细胞吞噬功能，使脾脏抗体分泌细胞数明显增多；醇浸剂对家兔有利尿作用；对鼻咽癌、胃癌等恶性肿瘤有治疗作用；对金黄色葡萄球菌、大肠杆菌、变形杆菌均有抑制作用。

[**使用注意**] 阴虚而无湿热、虚寒滑精、气虚下陷者慎服。

冬虫夏草

[**异名**] 夏草冬虫、虫草、冬虫草。

[**性味归经**] 甘，温。归肺、肾经。

[**功效**] 保肺气，实腠理，补肾益精。益肾壮阳，补肺平喘，止血化痰。

[**用法用量**] 内服：煎汤，5~10克；或入丸、散服；或与鸡、鸭炖服。

[**成分**] 含脂肪、粗蛋白、粗纤维、虫草酸、奎宁酸、冬虫夏草素、水溶性多糖、维生素 A、维生素 C、维生素 B_{12}、烟酸、麦角甾醇等；还含有多种微量元素，以磷的含量最高。

[**药理作用**] 有使免疫功能增强或减弱的双向调节作用；可使心率减慢，但心血量却显著增加；对离体豚鼠支气管平滑肌均有明显扩张作用；可使血糖升高，可降低血清胆固醇；有雄性激素样作用和抗雌激素样作用，能恢复紊乱的性功能；可延迟实验大鼠蛋白尿的出现，使血尿素氮上升幅度减慢；此外有抗癌、抗炎、镇静。抗惊厥、抗菌、延缓衰老和抗突变等作用。

[**使用注意**] 有表邪者慎用。

第八节 动物类药物

动物类药物，是以动物的幼角、甲壳、外生殖器或虫类动物的干体或除内脏的全体作为药用，如鹿茸、鳖甲、鹿鞭、海狗肾、蛤蚧等，以及海洋动物等。此类药物需严格炮制后使用，并根据该类药物的性能特征决定其烹饪方法。

阿 胶

[**异名**] 傅致胶、盆覆胶、驴皮胶。

[**性味归经**] 甘，平。归肝、肺、肾经。

[**功效**] 补血养阴，润燥安胎。

[**用法用量**] 6～15 克，烊化或磨粉后制成汤剂、粥剂、羹剂用。

[**成分**] 含胶原、钙、硫等。胶原水解后产生多种氨基酸，如赖氨酸、精氨酸、组氨酸等。

[**药理作用**] 能促进红细胞和血红蛋白的生成，改善体内钙平衡，增加钙的吸收，使血钙增加，并有抗创伤性休克、防治进行性肌营养障碍症等作用。

[**使用注意**] 本品不能直接入煎剂，须单独加水蒸化，加入汤剂中服，称烊化服。本品性质滋腻，脾胃虚弱，腹胀便溏者慎服。

龟 胶

[**异名**] 龟板膏，龟板胶，龟甲胶。

[**性味归经**] 甘、咸，平，归肝、肾经。

[**功效**] 滋阴，补血，止血。

[**用法用量**] 开水或黄酒化服，3～9 克。

[**成分**] 含胶质、脂质及钙盐等。

[**药理作用**] 可有效降低亢进的甲状腺功能，增强机体的体液和细胞免疫功能，能改善动物阴虚症病理状态，使之恢复正常；促使肾上腺皮质生长；对动物子宫有明显的兴奋作用；可延缓衰老；并有解热、补血、镇静、抗凝血、增加冠状动脉流量、提升白细胞效能等作用。

[**使用注意**] 胃有寒湿者忌服。

鳖 甲

[**异名**] 上甲、鳖壳、团鱼甲、鳖盖子。

[**性味归经**] 咸，微寒。归肝、肾经。

[**功效**] 滋阴清热，潜阳息风，软坚散结。

[**用法用量**] 煎汤，15～30 克；熬膏或入丸、散服。

[**成分**] 含骨胶原、多种氨基酸及微量元素等。

[**药理作用**] 具有补血作用，连续每日灌胃可使小鼠血红蛋白量明显增加；可抗肿瘤，对小鼠移植实质性癌具有抑制作用，使肿瘤直径减小，肿瘤重量显著减轻，鳖甲粉对大肠癌有抑制作用，且副作用小。

[**使用注意**] 脾胃虚寒、食后便溏患者或孕妇禁服。

鹿 茸

[**异名**] 斑龙珠。

[**性味归经**] 甘、咸，温。归肾、肝经，

[**功效**] 壮肾阳，益精血，强筋骨，托疮毒。

[**用法用量**] 研末冲服，1~3 克；或入丸剂服；亦可浸酒服。

[**成分**] 含多种胶质、多种微量元素、氨基酸、油酸、亚麻酸、棕榈酸等，尚含极少量的卵泡素"雌酮"。

[**药理作用**] 能减轻疲劳，改善睡眠，促进食欲。可抗脂质过氧化，延缓衰老。具有显著镇痛作用。可促进脑组织蛋白质合成而强神益智。大剂量可使心肌收缩力减弱，心率减慢，外周血管扩张，血压下降；中剂量加强心肌收缩力，心率加快，增加心血输出量，对疲劳的心脏作用更为明显。能增强免疫功能。此外，有促进生长作用，可促进创伤愈合，对应激性溃疡等引起的胃溃疡均有明显抑制作用。有雄激素和雌激素样作用。

[**使用注意**] 凡阴虚阳亢，胃火盛或肺有痰热以及外感热病者均禁服。

鹿角胶

[**性味归经**] 甘、咸，温。归肝、肾经。

[**功效**] 温补肝肾，益精血，止血。

[**用法用量**] 烊化兑服，5~10 克；或入丸、散、膏服。

[**成分**] 参见"鹿茸"。

[**药理作用**] 参见"鹿茸"。

[**使用注意**] 阴虚阳亢者忌服。

鹿　鞭

[**异名**] 鹿茎筋、鹿阴茎、鹿冲、鹿冲肾。

[**性味归经**] 甘、咸，温。归肝、肾、膀胱经。

[**功效**] 补肾壮阳，益精填髓。

[**用法用量**] 煎汤、煮食、熬膏或入丸、散服，6~15 克。

[**成分**] 含脂肪酸类、无机元素、氨基酸类、多肽与蛋白质、磷脂类化合物、生物胺类、糖类、维生素、激素类。

[**药理作用**] 可提高或改善机体的性功能，预防神经系统功能老化，促进创伤愈合，增强机体免疫功能，增强体质、抗疲劳。

[**使用注意**] 阴虚阳亢者忌服。

海狗肾

[**异名**] 腽肭脐。

[**性味归经**] 咸，热。归肾经。

[**功效**] 暖肾壮阳，益精补髓。

[**用法用量**] 煎汤，每次 1~3 克，每日服 2~3 次；入丸、散服或浸酒饮。

[**成分**] 含雄性激素、蛋白质、脂肪等。

[**药理作用**] 有雄性激素样作用。

[**使用注意**] 阴虚火炽及骨蒸劳嗽、脾胃寒湿者忌服。

海　马

[**异名**] 水马、虾姑、龙落子鱼、马头鱼。

[**性味归经**] 甘、咸，温。归肾、肝经。

[**功效**] 补肾壮阳，散结消肿。

[**用法用量**] 煎汤，3~9 克；研末，1~1.5 克。

[**成分**] 含蛋白质、脂肪、多种氨基酸等。

[**药理作用**] 具有性激素样作用，可使正常雌性小鼠动情期延长，子宫和卵巢重量增加，显著抑制由环磷酰胺引起的小鼠精子数

降低、精子活率下降和睾丸、前列腺的减重；可抗衰老，抗血栓形成。

[**使用注意**] 孕妇及阴虚阳亢者禁服。

蛤 蚧

[**异名**] 蛤蟹、仙蟾、大壁虎、蚧蛇。

[**性味归经**] 咸，平。归肺、肾经。

[**功效**] 益肾补肺，定喘止嗽。

[**用法用量**] 煎汤，3~6克；研末，1~1.5克；或入丸、散服。

[**成分**] 含蛋白质、多种氨基酸、肌肽、胆碱、卡尼汀、鸟嘌呤、无机元素及胆固醇、硫酸钙等。

[**药理作用**] 具有抗应激作用，可显著延长小鼠的缺氧存活时间；对甲醛所致大鼠踝关节肿胀和二甲苯所致小鼠耳郭炎症肿胀均有明显抑制作用；可增强机体免疫力；具有雄、雌激素样作用；可延缓衰老。

[**使用注意**] 外感风寒喘嗽及阴虚火旺者禁服。

紫河车

[**异名**] 胞衣、馄饨皮、混元丹、胎衣、馄饨衣。

[**性味归经**] 甘、咸，温。归肺、肝、肾经。

[**功效**] 补气养血，补肾益精，养肺定喘。

[**用法用量**] 研末或装胶囊吞服，每次1.5~3克，重症加倍；或入丸剂；也可用鲜品半个或1个，水煎服食，每周2~3次。

[**成分**] 含蛋白质、多种氨基酸、维生素、钙、免疫因子、干扰素、巨球蛋白、血液凝固成分，还含有多种激素和多种酶等。

[**药理作用**] 具有激素样作用；对由泼尼松引起的小鼠胸腺指数和T淋巴细胞比率的下降以及胸腺髓质区域的扩大有明显对抗作用；可提高阿片样镇痛作用；可抗菌及抗病毒。

[**使用注意**] 凡有表邪及实症者禁服，脾虚湿困者慎服。

鸡内金

[**异名**] 鸡肫胵里黄皮、鸡肫内黄皮、鸡肫皮、鸡中金。

[**性味归经**] 甘，平。归脾、胃、小肠、膀胱经。

[**功效**] 健脾消食，涩精止遗，化坚消石。

[**用法用量**] 煎汤，3~10 克；研末服，每次 1.5~3 克；或入丸、散服。

[**成分**] 含胃激素、角蛋白、微量胃蛋白酶、淀粉酶、多种维生素、18 种氨基酸及多种微量元素。

[**药理作用**] 可增加胃液分泌量、酸度和消化力，对胰液分泌亦有促进作用；水煎剂对加速排除放射性锶有一定作用。

[**使用注意**] 脾虚无积者慎服。

第四章　药膳制作基本技能

第一节　药膳原料炮制

炮制，是指药膳原材料的加工准备，需要采用一些较为特殊的制备工艺。具体地说，是结合了中药的炮制工艺和食物的准备过程，但与中药加工亦有不同。

一、炮制目的

药膳所用药物和食物在制作及烹调前，必须对所用原料进行加工炮制，使其符合食用、防病治病及烹调、制作的需要。

1. 除去杂质和异物

未经炮制的原料多带有一定的泥水杂质、皮筋、毛桩等非食用部分，制作药膳前必须经过严格地分离、清洗，达到洁净的要求。

2. 矫味矫臭

某些原料有特殊的不良气味，为人所厌，如羊肉之膻味，紫河车之血腥，狗肾之腥臭，鲜笋之苦涩。必须经过炮制以消除，方能制作出美味的药膳。

3. 选取效能部位

很多原料的不同部分具有不同作用，如莲子补脾止泻，莲心清心之热邪，莲房用之止血等。选取与药膳功效最相宜的部分，减少"药"对食物的影响，更好地发挥药膳的功效。

4. 增强原料功效

未经炮制的某些原料作用不强，须经炮制以增强作用。如茯苓经乳制后可增强滋补作用，香附醋制后易入肝散邪，雪梨去皮用白矾水浸制能增强祛痰作用。

5. 减轻原料毒性

为防止毒性影响，必须对有毒原料进行炮制加工以消除或减轻毒性，如牛半页能使人呕吐、咽喉肿痛，炮制后可消除毒性，保症食用安全。

6. 有选择性地发挥作用

如生地性寒，善于清热凉血、养阴生津；炮制后则性温，补血滋阴。生花生性平，炒熟后则性温。

7. 保持原料成分和利于工业化生产

为了避免某些原料的有效成分损失，或适应工业化生产的需要，对某些原料采用科学技术提取有效成分，可保持有效成分含量，稳定质量，或便于批量制作。如金银花制取银花露、冬虫夏草提汁、鸡提取鸡精等。

二、炮制方法

(一) 净选

选取原料的应用部分，除去杂质与非药用部分，以适应药膳的要求，常根据不同原料选用下述方法。

1. 筛选

拣或筛除泥沙杂质，除去虫蛀、霉变部分。

2. 刮

刮去原料表面的附生物与粗皮。如杜仲、肉桂去粗皮，鱼去鳞。

3. 火燎

在急火上快速烧燎，除去原料表面绒毛或须根，但不能使原料内质受损。如狗脊、鹿茸燎后刮去绒毛，禽肉燎去细毛。

4. 去壳

硬壳果类原料须除去硬壳，便于准确投料与食用，如白果、核桃、板栗等。动物类原料去蹄、爪或去皮。

5. 碾

除去原料表面非食用部分，如刺蒺藜、苍耳碾去刺；或将原料碾细备用。

（二）浸润

用液体对原料进行加工处理。有些原料的有效成分溶于水，处理不当则容易丢失，故应根据原料的不同特性选用相应的处理方法。

1. 洗

除去原料表面的泥沙、异物。绝大多数原料都必须清洗。

2. 泡

质地坚硬的原料经浸泡后能软化，便于进一步加工。蔬菜类经浸泡可除去部分残留农药。

3. 润

不宜水泡的原料需用液体浸润，使其软化而又不致丢失有效成分。浸润常有下列各种方法。

（1）水润。如清水润燕窝、贝母、冬虫夏草、银耳、蘑菇等。

（2）奶汁润。多用牛、羊乳，如润茯苓、人参等。

（3）米泔水润。常用于消除原料的燥性，如润苍术、天麻等。

（4）药汁润。常用于使原料具有某些药性，如山楂汁浸牛肉干、吴萸汁浸黄连等。

（5）碱水润。常使用5%碳酸钠溶液或石灰水，润发鱿鱼、海参、鹿筋、鹿鞭等。

（三）漂制

为降低某些原料的毒性和异味，常采用在水中较长时间和多次换水的漂洗法，如漂半夏。

漂洗时间长短和换水次数需根据原料性质、季节气候的不同来决定。冬季日换一次水，夏季则宜日换 2~3 次水，一般漂 3~10 天。

（四）焯制

用沸水对原料进行处理。除去种皮，将原料微煮，易搓去皮，去杏仁、扁豆等皮常用；余去血水，使食品味鲜汤清，去鸡鸭等肉类血水常用；除腥膻味，熊掌、牛鞭等多加葱叶、生姜、料酒同煮等。

（五）切制

原料经净选、软化后，或新鲜原料经洗净后，根据性质的不同、膳肴的差异，切制成一定规格的片、块、丁、节、丝等不同形状，以备制膳需要。切制要注意刀工技巧，其厚薄、大小、长短、粗细等均尽量均匀，方能保证良好美观的膳形。

药膳原料经过上述各准备过程后，尚须按要求进行炮制，以获得药膳良好的味与效。

（六）炒制

将原料在热锅内翻动加热，炒至所需要的程度。一般有下述方法。

1. 清炒法

不加任何辅料，将原料炒至黄、焦、香的方法。

（1）炒黄。将原料在锅内文火加热，不断翻动，炒至表面呈淡黄色，使原料松脆，便于粉碎或煎出有效成分，并可矫正异味。如鸡内金炒至酥泡卷曲，使腥气溢出。

（2）炒焦。将原料在锅内翻动，炒至外黑存性为度，如炒焦山楂。

（3）炒香。将原料在锅内文火炒出爆裂声或香气，如炒芝麻、花生、黄豆等。

2. 麸炒法

先将麦麸在锅内翻炒至微微冒烟，再加入药物或食物，炒至表面微黄或较原色深为度，筛去麸后冷却保存。此法可健脾益胃，去掉原料中油脂，如炒川芎、白术等。

3. 米炒法

将大米或糯米与原料在锅内同炒，使均匀受热，以米炒至黄色为度。主要为增强健脾和胃功效，如米炒党参。

4. 盐炒或砂炒法

先将油制过的盐或砂在锅内炒热，加入原料，炒至表面酥脆为

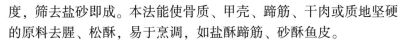

度，筛去盐砂即成。本法能使骨质、甲壳、蹄筋、干肉或质地坚硬的原料去腥、松酥，易于烹调，如盐酥蹄筋、砂酥鱼皮。

（七）煮制

清除原料的毒性、刺激性或涩味，减少其副作用。根据不同性质，将原料与辅料置于锅内加水没过药共煮。煮制时限应据原料情况定，一般煮至无白色或刚透心为度。如加工鱼翅、鱼皮。

（八）蒸制

将原料置于适当容器内蒸至透心或特殊程度。如熊掌经漂刮后加酒、葱、姜，蒸 2 小时后进一步加工。

（九）炙制

将原料与液体辅料如蜂蜜或酒，或盐水、药汁、醋等共同加热胡炒，使辅料渗入原料内部。用蜜炒为蜜炙，可增加润肺作用，如蜜炙黄芪、甘草。酒与原料同炒为酒炙，如酒炒白芍。原料与盐水拌过，晾微干后炒为盐炙，如盐炒杜仲。原料与植物油同炒为油炙。加醋炒为醋炙，如醋炒元胡。

三、药液制备法

药液指烹制药膳所用的特殊液体类原料。通过一定的提取方法，把原料中的有效成分析出备用。原则是使用不同溶剂将所需成分尽可能提出，不提或少提其他成分。要求溶剂有良好的稳定性，不与原料起化学反应，对人体无毒无害。

常用溶剂有水、乙醇、苯、氯仿、乙醚等。水最常用，提取率高，但选择性不强。乙醇是常用有机溶剂，选择性好，易回收，防腐作用强，但成本较高，易燃。苯、氯仿、乙醚等选择性强，不易提出亲水性杂质，但挥发性大，有毒，价格高，提取时间较长。

（一）提取

1. 煎煮法

多用水作溶剂，煮沸提出有效成分。提取率高，多数有效成分可提出。

2. 渗漉法

采用溶剂通过渗漉筒浸出原料的有效成分。常用乙醇、酸性或碱性溶液。

3. 蒸馏法

利用水蒸气加热原料，使所含有效成分随水蒸气蒸馏出来。常用于挥发油的提取和芳香水的制备。

4. 回流法

采用有机溶剂进行加热，提取原料中的有效成分，防止溶剂挥发。如提取川贝母、冬虫夏草的有效成分。

（二）过滤

滤除沉淀，获取澄明药液的方法，主要有以下几种。

1. 常压过滤法

多用于原料提取液首次过滤，滤过层多用纱布，滤器常用漏斗。

2. 减压过滤法

减小滤液下面的压力，以增加滤液上下之间的压力差，使过滤速度加快。可用抽气机或其他抽气装置。

3. 瓷质漏斗抽滤法

将瓷质漏斗与抽滤瓶连接，塞紧橡皮塞；以 2~3 层滤纸平铺于漏斗内，加入少量去离子水，抽紧滤纸，加入适量药液，即可开始抽滤。

4. 自然减压法

增加漏斗体长度，加长漏斗出口管，并于漏斗下盘绕一圈，使液体在整个过滤过程中充满出口管，以增加滤器上下压力差，提高滤速。

5. 助滤法

药液不易过滤澄清，或滤速过慢时，加助滤剂助滤的过滤方法。常用助滤剂有滑石粉、纸浆。用去离子水将助滤剂调成糊状，安装好抽滤装置，助滤剂加入瓷质漏斗内，加去离子水抽滤，至洗出液澄明，不含助滤剂后，再正式过滤药液。

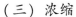

（三）浓缩

从原料中提取的溶液，一般单位容积内有效成分含量低，需提高浓度，以便精制。常用浓缩方法有蒸发浓缩法和蒸馏浓缩法。

1. 蒸发浓缩法

通过加热使溶液中水分挥发的方法。适用于有效成分不挥发，加热不被破坏的提取液。有直火蒸发与水浴蒸发。直火蒸发是将提取液先用武火煮沸，后改文火保持沸腾，不断搅拌，浓缩到一定量和稠度。此法温度高，蒸发快，但锅底易发生焦糊与炭化。水浴蒸发是间接加热，将装提取液的小容器置于装水的大容器内，加热大容器，使提取液浓缩。此法克服了直火时的焦糊与炭化，但速度慢。故可先用直火，后改水浴蒸发。

2. 蒸馏浓缩法

将原料液在蒸馏器内加热到汽化，通过冷凝回收剂回收溶剂，同时浓缩原料液。常用于有机溶剂溶液，以便回收溶剂，降低成本。其中，常压蒸馏在正常气压下进行，适用于有效成分受热不易被破坏的提取液。减压蒸馏在降低蒸馏器内液面压力下浓缩。压力降低，沸点也降低，蒸发速度加快，故溶液受热温度低，受热时间短，效率高。适用于沸点较高，有效成分遇高温易破坏的提取液。

第二节　药、食结合的方法

由于药膳是由药物与食物相配伍，按照一定的结合方式而构成的特殊膳食。因此，药物和食物如何结合得当，使之既有保健、预防、治疗作用，又美味可口，是药膳制作时必须首先考虑的问题。

药膳中药物和食物的结合方式，主要包括药食共制、药食分制两类。

一、药食共制药膳

药食共制药膳，是指将药膳所用药物和食物同时进行制作，属于"食疗"沿用传统习惯上的结合方式。

药食共制药膳结合方式的优点，是制作工艺比较简便，能使药物和食物中的有效成分直接地进行复杂的化学反应，相互发生作用，以达到"药借食力，食助药威"的目的，并可使一些脂溶性的有效成分易于析出，发挥相应的功效。

药食共制结合方式具体又可分为药食同见的药膳、不见药物的药膳两类。

（一）药食共制、药食同见的药膳

1. 结合方式

药食共制、药食同见的药膳，指药物和食物无论制作时，还是成膳时始终在一起的结合方式。药食同见的药膳根据成膳后药材是否可食又分为可食药与不可食药两种，前者如银杞明目羹、沙参炖肉等，其中枸杞子、沙参为可食药；后者像天麻鱼头、田七炖鸡等，其中天麻、田七（即三七）为不可食药。

2. 适应范围

药膳中选用比较名贵的药材如人参、天麻、冬虫夏草等，以及无不良气味的色鲜、形美的药材像黄芪、党参、枸杞子等，均可采用药食共制、药食同见这种结合方式。

3. 结合优点

此法除有药食共制结合方式的优点外，这种结合方式由于用于用药尤其是使用名贵药材眼见为实，因此，能给进膳者以良好的感官刺激，可更好地发挥药膳的功效。

（二）药食共制、不见药物的药膳

1. 结合方式

药食共制、不见药物的药膳，指在制作过程中，药物和食物充分结合，在"膳借药力"之后将药材即药渣除去，成膳后不见药物的结合方式。

2. 适应范围

药膳中所用药物味数较多、量较大，或药材形态、颜色难看，均可采用药食共制、不见药物这种结合方式。如八宝鸡汤、十全大

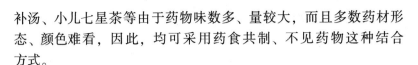

补汤、小儿七星茶等由于药物味数多、量较大，而且多数药材形态、颜色难看，因此，均可采用药食共制、不见药物这种结合方式。

3. 结合优点

此法既有药食共制结合方式的优点，同时避免了药材尤其是对感官产生不良刺激药材与药膳使用者的直接接触，最大限度地降低了其对进膳者食欲的影响，达到药膳所期望的功效。

二、药食分制药膳

1. 结合方式

药食分制药膳，是指在药膳制作过程中，先将药物和食物分别采用不同的方式进行提取和制作，然后再按规定和要求组合在一起的结合方式。

其组合方式有：药物水煎后取汁，再用药汁与食物混合制作；药物制成粉末，再与食物共同制作等方式。前者如杜仲腰花，杜仲水煎取汁，然后将杜仲汁兑入芡汁后分两半，一半腌渍腰花，另一半爆炒腰花后勾芡成菜；后者如何首乌粥，何首乌研粉，之后先煮谷米七八成熟，再下何首乌粉同煮至粥熟。

2. 适应范围

药膳中含有不适气味、难看色泽和形态不佳的药材如川芎、熟地、乌梢蛇等；药膳中的药物和食物不宜采用同一方法进行制作，像杜仲腰花中的杜仲、首乌肝片中的何首乌、地黄牛肉丸中的熟地黄等，含有太多药材的药膳等，均可采用药食分制这种结合方式。

3. 结合优点

此法的优点是能使药膳剂量准确、质量稳定、制法科学，而且也适用于工业化生产的需要。

第三节 药膳的烹调方法

药膳制作是按膳食加工的基本技能，根据药膳的特殊要求加工、烹饪、调制膳饮的过程。制作工艺既需要相应的熟练加工技能，又具有药膳制作的特点。

一、药膳制作特点

药膳不同于普通膳食，除具有一般膳食所具有的色、香、味、形以外，它还具有治病强身，美容保健，延缓衰老等疗效，因此在选料、配伍、制作方面有其自身的特殊性。

（一）原料的选用特点

一般膳食的功能是提供能量与营养，需保持一定的质与量，同时为适应"胃口"的不同而需要不断改变膳食原料与烹调方法。药膳则是根据不同病症、不同体质状态，针对性地选取原料，如附子、狗肉、鹿鞭等具有温肾壮阳的功能，针对体质偏于阳虚，具有畏寒怕冷，腰膝冷痛或酸软，甚至阳痿早泄等情况选用。尽管这些食品也营养丰富，但并不适宜于所有人群。因此，药膳原料的选用与组合，强调的是科学配伍，在中医药理论指导下选料与配方。如体弱多病的调理，需视用膳者体质所属而选用或补气血，或调阴阳，或理脏腑的药膳；年老体弱的调理，需根据不同状态，选用或调补脾胃，或滋养阴血的药膳，以达到强壮体魄、延缓衰老的目的。

（二）药膳的烹调特点

由于药膳含传统的中药部分，即起主要"疗效"的原料。对这一部分原料的烹饪，除了需要在原料准备过程中科学地加工以外，在烹饪过程中，也要尽可能地避免药物有效成分的丧失，以更好地发挥药效，因而必须讲究烹饪形式与方法。传统的药膳加工以炖、煮、蒸、焖为主，可以使药物最大限度地溶解出有效成分。药膳形式常以汤为主，通过炖、煮，使有效成分溶解并保存于汤中，以保持良好的疗效。如十全大补汤、鹿鞭壮阳汤、八宝鸡汤等，汤类约占药膳品类的一半以上。

(三) 药膳的调味特点

膳食的调味是为获得良好的口感，以满足用膳者对美味地追求。但很多调味品具有浓烈的味感，它们本身就具有相应的药用性味功能。在药膳烹调过程中，调味品的运用要讲究原则与方法。

一般而言，各种药膳原料经烹调后都具有其自身的鲜美口味，不宜用调味剂改变其本味。因为各种药品的味就是其功能组成的一部分，所以应当尽量地保持药膳的原汁原味。有些需经过调味才能为人们乐于食用，一般的调味品如油、盐、味精等，在药膳中也为常用品。但胡椒、茴香、八角茴香、川椒、桂皮等，由于本身具有浓烈的香味，且性多为辛、甘、温、热类，在药膳烹调中应根据情况选用。一些具有腥、膻味的原料，如龟、鳖、鱼、羊肉、动物鞭等，可用一定的调味品矫正异味。温阳类、活血养颜类药膳，可选用辛香类调味品。如果药膳功效以养血滋阴为主，用于偏阴虚燥热的用膳者，则辛香类调味品应少用。

由于辛香类调味品本身的性味特点，多具有行气活血，辛香发散的功效，在药膳的配伍中可作为一个方面的药效成分考虑，视为药膳原料的组成部分。如用于风寒感冒的药膳，生姜既是调味剂，又是药物；在活血类药膳中使用辛香调料，可增强药膳行气活血的功效；在滋阴类药膳中，配伍辛香类调味剂，又可达到滋而不腻，补中兼行的作用；调补脾胃类药膳配伍辛香调味，本身又具有芳香健脾的作用。因此，在药膳烹调过程中，调味品既有调味的作用，又有药理功效，运用方法应在辨症施膳理论指导下灵活掌握。

二、药膳制作要求

作为特殊的膳食，药膳的制作除必须具备一般烹调的良好技能外，尚需掌握药膳烹调的特殊要求。

(一) 精于烹调并具备中医药知识

由于药膳原料必须有药物，药物的性能功效与药物的准备、加工过程常常有着密切的关系。如难于溶解的药宜久煮才能更好地发挥药效，易于挥发的药物则不宜久熬，以防有效成分损失。气虚类药膳不宜多加芳香类调味品，以防耗气伤气；阴虚类药膳不宜多用辛、热类调味品，以防伤阴助热等。如果对中药的性能不熟悉，或不懂中医理论，只讲究口味，便会导致药效的降低，甚至引起相反的作用，失去药膳的基本功能。

（二）注意疗效并讲究色香味形

药膳不同于普通膳食，就在于药膳具有保健防病、抗衰美容等作用，应尽最大可能保持和发挥药食的这一功能。作为膳食，它又具有普通膳饮的作用。而普通膳食必须在色、香、味、形诸方面制作加工出特点，才能激发用膳者的食欲。如果药膳体现出来的全是"药味"，不讲究膳食的基本功能，影响食欲，不仅不能起到药膳的功能，反而连膳食的作用也不能达到。因此，药膳的烹制，其功效与色泽、口味、香味、形态必须并重，才能达到药膳的基本要求。

（三）配料必须严谨

药物的选用与配伍，必须遵循中医理法方药的原则，注意药物与药物、药物与食物、药物与配料、调味品之间的性效组合。任何食物和药物都有其四气或四性、五味，对人体五脏六腑功能都有相应的促进或制约关系，只是常用药物的性味更为人们所强调。因此，选料应当注意药与药、药与食之间的性味组合，尽量应用相互促进的协同作用，避免相互制约的配伍，更须避开配伍禁忌的药食搭配，以免导致副作用的产生。

（四）隐药于食

由于药膳以药物与食物为原料，药膳烹调的感官感觉很重要。如果药膳表现为以药物为主体，用膳者会感觉到是在"用药"而不是"用膳"，势必影响胃口，达不到膳食营养的要求。因此，药膳的制作在某些情况下还要求必须将药物"隐藏"于食物中，在感官上保持膳食特点。

大多数的单味药或较名贵的药物，或本身形质色气很好的药物不必隐藏，它们可以给用膳者以良好的感官刺激，如天麻、枸杞、人参、黄芪、冬虫夏草、田七等，可直接与食物共同烹调，作为"膳"的一部分展现于用膳者面前。这属于见药的药膳。

某些药物由于形色气味的原因，或者药味较多的药膳，则不宜将药物本身呈现于药膳中。或由于药味太重，或由于色泽不良而影响食欲，必须药食分制，取药物制作后的有效部分与一定的食物混合，这属于不见药的药膳。这类药膳的分制可有不同方法，或将药物煎后取汁，用药汁与食物混合制作；或将药食共烹后去除药渣，仅留食物供食用；或将药物制成粉末，再与食料共同烹制。这种隐药于食的方法可使用膳者免受不良形色气味药物的影响，达到药膳的作用。

至于普通膳食制作必须遵循的原则，必须符合卫生法规的要求，选料必须精细，制作务必卫生，烹调讲究技艺，调味适当可口等，更是烹调药膳的基本要求。

三、药膳制作方法

药膳的品类繁多，根据不同的方法可制作出不同的药膳，以适应人们的不同嗜好及变换口味。常用膳饮可分为热菜类、凉菜类、药粥类、饮料类和面点类。

（一）热菜类药膳的制作方法

1. 热制方法

热菜类是药膳运用最多的品种，尤其对东方民族来说，热菜是必备菜肴。热菜的制作主要有炖、焖、煨、蒸、煮、熬、炒、卤、炸、烧等类型。

（1）炖。有隔水炖和不隔水炖之分。隔水炖是加好汤和料封口，把容器放入锅中，武火炖3小时即可；不隔水炖是将食物及其他原料同时下锅，注入清水，放入调料，置于武火上烧开，撇去浮沫，再置文火上炖至熟烂的烹制方法。

炖的具体操作方法：先将食物在沸水锅内焯去血污和腥味，然后放入炖锅内，另将所用药物用纱布包好，用清水浸漂几分钟后放入锅内，再加入生姜、葱、胡椒及清水适量，先用武火煮沸，撇去浮沫，再改用文火炖至熟烂。一般时间掌握在 2～3 小时。本法所制食品的特点是质地软烂，原汁原味。如牛肚补胃汤、太子参炖鸡等。

（2）焖。是先将食物和药物用油炝加工后，改用文火添汁焖至酥烂的烹制方法。

焖的具体操作方法：先将原料冲洗干净，切成小块，热锅中倒入油烧至油温适度，下入食物油炝之后，再加入药物、调料、汤汁；盖紧锅盖，用文火焖熟。

此法所制食品的特点是酥烂、汁浓、味厚。如砂仁焖猪肚、参芪鸭条等。

（3）煨。煨法是指用文火或余热对药物和食物进行较长时间的烹制方法。具体的操作方法有两种：

一种是将食物和药物经炮制后，置于容器中，加入调料和一定数量的水慢慢地将其煨至软烂，制作的食品特点是汤汁浓稠、口味肥厚。

另一种是将所要烹制的药物和食物预先经过一定的方法处理，再用阔菜叶或湿草纸包裹好，埋入刚烧的草木灰中，利用余热将其煨熟，这种方法时间较长，中途要添几次热灰，保持一定的温度。如附姜煨狗肉、东坡羊肉汤等。

（4）蒸。蒸法是利用水蒸气加热的烹制方法。其特点是温度高，可以超过100℃，加热及时，利于保持形状的完整。具体操作方法：将药物和食物经炮制加工后置于容器内，加好调味品、汤汁或清水，待水沸后上笼蒸熟，火候视原料的性质而定。一般蒸熟不烂的食品可用武火，具有一定形状要求的则可用中火徐徐蒸制，这样才能保持形状和色泽美观。

常用的蒸法有粉蒸、包蒸、封蒸、扣蒸、清蒸及汽锅蒸6种。

粉蒸：食物拌好调料后再包米粉上笼蒸制。如荷叶粉蒸排骨。

包蒸：食物拌好调料后，用菜叶或荷叶包牢上笼蒸制。如荷叶鸭子的制法。

封蒸：药物和食物拌好调料后，装在容器中加盖用湿棉纸封严上笼蒸制。如虫草鸭子的制法。

扣蒸：食物拌好调料后，整齐不乱地排放在合适的特定容器内上笼蒸制。分明扣、暗扣两种，明扣为面形朝上排成，暗扣为面形朝下排成，蒸好后再翻扣在汤碗中。如天麻鱼头的制法。

清蒸：又叫清炖，与隔水炖法相似。药物和食物放在容器内，加入调料、少许原汤或清水上笼蒸制。如归芪蒸鸡的制法。

汽锅蒸：将食物调配好之后，放在一种特制的土陶汽锅内蒸制的方法。此种锅的底部中心有一气柱，直通锅内，蒸气由气柱冲入锅内的原料中，由于上面有盖子，这样蒸汽一方面作为热量传递的媒介，另一方面蒸汽与原料结合后的生成物又随汽水凝沉于锅中。其特点是有利于保持原汁原味。如黄芪蒸鸡的制法。

（5）煮。煮法是将食物及其他原料一起放在多量的汤汁或清水中，先用武火煮沸，再用文火煮熟。具体操作方法：将食物加工后，放置在锅中，加入调料，注入适量的清水或汤汁，用武火煮沸后，再用文火煮至熟。

适用于体小、质软类的原料。所制食品口味清鲜，煮的时间比炖的时间短。如猪肝豆腐汤、丹参鳗鱼汤等的制法。

（6）熬。是将食物经初加工后，放入锅中，加入清水，用武火烧沸后改用文火熬至汁稠软烂的烹制方法。具体操作方法：将原料用水泡发后，拣去杂质，冲洗干净，撕成小块，锅内先注入清水，再放入原料和调料用武火烧沸后，撇净浮沫，改用文火熬至汁稠味浓即可。熬的时间比炖的时间更长，一般在 3 小时以上。多适用烹制含胶质重的原料。所制食品的特点是汁稠味浓。如冰糖银耳、乌龟百合红枣汤等的制法。

（7）炒。是将经加工后的食物，放入加热后的油锅内翻炒的烹制方法。具体的操作方法：炒时先烧热锅，用油滑锅后，再注入适量的油，油烧热后下入原料用手勺或铲翻炒，动作要敏捷，断生即好，有些直接可以食用的味美色鲜的药物也可以同食物一起炒成。而芳香性的药物大多采用在临起锅时候勾芡加入，以保持其气味芬芳。

炒的方法一般分为四种，即生炒、熟炒、滑炒、干炒。

生炒：生炒的原料不上浆，先将食物和药物投入热油锅中炒至五六成熟时，再放入配料一起炒至八成熟，加入调味品，迅速颠翻几下，断生即可。如菠菜炒生鱼片、萝卜炒猪肝等的制法。

熟炒：把食物先加工成半生不熟或全熟后，再切成片、块，放入热油锅煸炒，依次加入药物、辅料、调味品和汤汁，翻炒几下即成，所制食品的特点是鲜香入味。

滑炒：将食物和药物加工成丝、丁、片、条，用食盐、淀粉、鸡蛋调匀上浆后，放入热油锅里迅速划散翻炒，兑汁投料，急火速成。该法所制药膳特点是滑嫩香鲜。如归芪墨鱼片、杜仲腰花等的制法。

干炒：将食物和药物切制后，再调味拌渍（不用上浆），放入八成热的油锅中翻炒，待水汽炒干微黄时，加入调料同炒，汁尽起锅，该法所制食品干香脆嫩，如枸杞肉丝的制法。

（8）卤。是将经过初加工后的食物，放入卤汁中用中火逐步加热烹制，使其卤汁渗透其中，直至成熟。本法所制食品味厚气香。如玉竹猪心、陈皮油卤鸡等的制法。

卤汁的配制：沸水 10 千克、酱油 2.5 千克、绍兴黄酒 250 克、冰糖 500 克、食盐 250 克、大茴香 50 克、草果皮 50 克、桂皮 50克、甘草 50 克、花椒 25 克、丁香 25 克。将以上调味品装入纱布袋扎紧口，投入沸水中，加酱油、酒、食盐、冰糖等调料及姜、葱，用文火煮沸，待透出香味，颜色呈酱红色时，即可以用来卤制原料。如丁香鸭、陈皮鸡的制法。卤汁每次使用过后要注意保持清洁，避免腐败变质，同时，为了使其制品的色、香、味一致，可适时添加炒糖汁（冰糖）和食盐于卤汁中。

（9）炸。是武火多油的烹调方法，一般用油量比要炸的原料多几倍。具体操作方法：将药物制成药液或细末，调糊裹在食物表面再入油锅内炸透至熟。要求武火、油热，原料下锅时有爆炸声，掌握火候，防止过热烧焦。该法所制食品味香酥脆。根据食物的特点分为清炸、干炸、软炸及酥炸等法。

清炸：清炸一般是将食物生料或半生熟料加酱油、料酒、食盐、调料和药汁后，下入油锅炸的烹调方法，一般清炸的原料都不挂糊，所制食品外脆里嫩。

干炸：干炸是将药物和食物生料加调料拌渍后，经过挂糊再下入油锅中炸熟的烹调方法。该法所制食品特点里外酥透。

软炸：软炸一般是将无骨食物切成形状较小的块、片、条等形状，用调料、药粉调成浆挂糊后，下到五六成热的温油锅里炸制的烹调方法。它的温度讲究，不宜过高过低，以免发生烧焦或脱浆的现象。炸时应避免粘连，炸到外表发硬时（约七八成熟），用漏勺捞出，待油温升高后再炸一次。该法所制食品特点是略脆鲜嫩。

酥炸：酥炸是将原料加工（煮、蒸熟烂）后，在外挂上蛋清和药粉调糊，下油锅炸至深黄色发酥为止（注意火候），所制食品香酥肥嫩。如人参富贵香酥雀的制法。

（10）烧。一般是先将食物经过煸、煎、炸的处理后，进行调味调色，然后再加入药物和汤或清水，用武火烧开，文火焖透，烧至汤汁稠浓。

该法所制食品汁稠味鲜。注意汤或清水要一次加足量，避免烧干或汁多。如归地烧羊肉、二仙烧羊肉等的制法。

其他制作方法。

扒：强调原料入锅整齐，加热烹制时不乱，勾芡翻锅后仍保持整齐形态的一种烹调方法。

烩：小型或较细碎的原料入水，经旺、中火较短时间加热后勾薄芡，成品半汤半菜。

汆：细薄易熟的原料入沸水，经大火短时间加热，投料后一滚既成，成菜汤多于原料几倍。

爆：将脆性动物原料投入旺火高油温锅中，原料在极短时间内调味成菜的烹调方法。

煎：以油与金属锅作为导热体，用中火或小火将扁平状原料两面加热至金黄色，成菜鲜香脆嫩或软嫩的烹调方法。

油浸：将原料投入大油量锅中，随即熄火加热至原料成熟，再浇淋调味汁。

溜：原料成熟后包裹或浇淋上较多卤汁的烹调方法。

拔丝：将经油炸的小型原料，挂上熬制的糖浆，食用时能拔出丝来的烹调方法。

贴：是烹调前的制作过程，指将几层原料相叠，黏合在一起。贴好后的原料用煎的方法烹调。

烤：用干热空气和热辐射直接将原料加热成熟的方法。

以盐为导热体的烹调方法有：盐焗。原料经调味包裹之后，埋入热盐中焖熟的一种烹调方法。

2. 火候的掌握

（1）火力的鉴别

一般来讲，我们根据火焰的高低、火光的明暗以及热辐射的强弱把火力分为旺、中、小、微四类。

旺火（大火、武火、爆火、急火、猛火、烈火）是火力最强的一种。其特征：火焰高而稳定，火光耀眼明亮，呈黄白色，热辐射强，热气逼人。适用于快速的烹调方法，如：爆、炒、炸等。

中火（文武火）是仅次于旺火的一种火力，其特征：火焰较旺，火力稍小，不稳定，光度较暗呈黄红色，热辐射较强，仍有热气逼人之感。适用于煮、烩、扒、煎、贴等烹调方法。

小火（文火）特征：火焰时起时落，光度暗淡，呈青绿色，热辐射较弱。适用于煨、炖、焖等烹调方法。

微火（慢火）是火力最小的一种。其特征：火焰细小或无火焰，呈暗红色，供热微弱。主要用于菜肴保温。

电烤炉、远红外烘、烤箱、电灶及微波炉等火力的鉴别，可按辐射和微波的强弱来划分。

（2）掌握火候的一般原则

不同形状原料的火候：①质老形大的原料用小火，时间要长。②质嫩形小的原料用旺火，时间要短。

不同质感菜肴的火候：①要求脆嫩的菜肴用旺火，时间要短。②要求酥烂的菜肴用小火，时间要长。

用水、蒸汽传热的火候：①用水传热，菜肴要求软、嫩的一般需用旺火。②用蒸汽传热，菜肴要求鲜嫩的一般需用大火，时间要短。③用蒸汽传热，菜肴要求酥烂的需要中火，时间要长。

不同烹调方法的火候：①采用炒、爆烹调方法的菜肴需用旺火，烹调时间要短。②采用炸、熘烹调方法的菜肴需用旺火，烹调时间要短。③采用炖、焖、煨烹调方法的菜肴需用中、小火，烹调时间要长。④采用煎、贴烹调方法的菜肴需用中、小火，烹调时间略长。⑤采用汆、烩等烹调方法的菜肴需用大火，烹调时间要短。⑥采用烧、煮、烩烹调方法的菜肴需用大火，烹调时间略长。

制汤的火候掌握：吊制奶白汤需用旺中火，烹调时间要长。吊制清汤需用小火，烹调时间要长。

（二）凉菜类药膳的制作方法

凉菜类药膳是将药膳原料或经制熟处理，或生用原料，经加工后冷食的药膳菜类。有拌、炝、腌、卤、蒸、冻等方法。

拌：将药膳原料的生料或已凉后的熟料加工切制成一定形状，再加入调味品拌和制成。拌法简便灵活，用料广泛，易调口味。特点是清凉爽口，能理气开胃。有生拌、熟拌、温拌、凉拌的不同。

炝：将原料切制成所需形状，经加热处理后，加入各种调味品拌渍，或再加油炸花椒炝成药膳。特点是口味或清淡，或鲜咸麻香，有普通炝与滑炝的不同制法。

腌：将原料浸入调味卤汁中，或以调味品拌匀，腌制一定时间排除原料内部的水分，使原料入味。特点是清脆鲜嫩，浓郁不腻。有盐腌、酒腌、糟腌的不同制法。

冻：将含胶质较多的原料投入调味品后，加热煮制达一定程度后停止加热，待其冷凝后食用。特点是晶莹剔透，清香爽口。但原料必须是含胶汁多者，否则难以成冻。

很多凉菜必须要前期加工后方能制作，卤、蒸、煮为常用前期制作方法。通常用于动物类药膳原料，如凉菜卤猪心、筒子鸡等即需先卤熟、蒸熟后再制成凉菜。

（三）药粥的制作方法

药粥是药物与米谷类食物共同熬煮而成。具有制法简单，服用方便，易于消化吸收的特点。药粥被古人推崇为益寿防病的重要膳食。如南宋陆游《食粥》中云：世人个个学长年，不悟长年在目前；我得宛丘平易法，只将食粥致神仙。药粥须根据药物与米谷不同特点制作。

生药饮片与米谷同煮：将形、色、味均佳，且能食用的生药与米共同煮制。如红枣、百合、淮山药、薏苡仁、龙眼肉等与米煮粥，既使粥增加形色的美观，又使味道鲜美，增强疗效。如薏米莲子粥。

中药研末与米谷同煮：较大的中药块或质地较硬的药物难以煮烂时，将其粉碎为细末后与米同煮。如茯苓、贝母、天花粉等，多宜研末做粥。

药物提汁与米谷同煮：不能食用或感官刺激太强的药物，如川芎、当归等，不宜与米谷同煮，需煎煮取汁与米谷共煮制粥。如麦门冬粥、参苓粥。

汤汁类与米谷同煮：将动物乳汁，或肉类汤汁与米谷同煮制粥。如鸡汁粥、乳粥。

（四）药膳饮料的制作方法

药膳饮料包括药酒、保健饮料、药茶等。它们以药物、水或酒为主要原料加工制作成饮料，具有保健或治疗作用。

药酒配制法：以白酒、黄酒为基料，浸泡或煎煮相应的药物，滤去渣后所获得的饮料。酒是最早加工而成药品和饮料的两用品。酒有通血脉、行药力、温肠胃、御风寒作用，酒与药合，可起到促进药力的作用，所以，药酒是常用的保健治疗性饮料。制作有冷浸法、热浸法、煎煮法、酿造法等不同工艺。

保健饮料制作法：以药物、水、糖为原料，用浸泡、煎煮、蒸馏等方法提取药液，再经沉淀、过滤、澄清，加入冰糖、蜂蜜等兑制而成。特点是能生津养阴，润燥止渴。

药茶制作法：将药物与茶叶相配，置于杯内，冲以沸水，盖闷 15 分钟左右即可饮用。也可根据习惯加白糖、蜂蜜等；或将药物加水煎煮后滤汁当茶饮；或将药物加工成细末或粗末，分袋包装，临饮时以开水冲泡。特点是清香醒神，养阴润燥，生津止渴。

（五）药膳面点的制作方法

将药物加入面点中制成的保健治疗食品。这类食品可做主食，也可做点心类零食。多是将药物制成粉末，或将药物提取液与面点共同合揉，按面点制作方法加工而成。主要制作工艺包括和面、揉面、下药、上馅等工艺流程。

（六）制作药膳的重点

药膳首先要适合自己身体的体质，其次制作药膳的材料的选择与搭配也是不容忽视的。注意调理方法的同时，要使得药膳能够更有效地实现其药用价值。下面介绍下 10 个药膳料理的窍门。

做汤：可药用食物都是要很容易溶解的，因此药膳中最基本的做法就是做汤。一般做法是要把肉和蔬菜等一起煮。如：当归羊肉汤、冬瓜姜汤等。

做粥：大米，小麦，小米等都是很好的可药用食物。因为这几种食物胃肠道或肠胃都很容易消化吸收，所以适用的范围很广。如：山芋粥、绿豆小麦粥等。

喝果汁：新鲜的蔬菜和水果榨出的汁。不需要加热。因为具有香甜的味道，所以大众也都会很喜欢去喝。如：西瓜汁、柠檬汁等。

喝茶：在煮茶叶的过程中，茶叶以及其他同煮的食物中的营养物质都会被水吸收，而使茶水中含有丰富的营养。当然了，在热水中煮几分钟也是同样可以的。如：生姜红糖茶、酸梅汤等。

喝药酒：把中药和药用食物浸泡在酒中。酒很容易溶解其营养物质，制作成药酒，还利于消化吸收。能够促进全身的血液循环。

如果觉得不好喝，也可以添加白糖等带有甜味的调味剂。如：枸杞酒、红花酒等。

喝蜂蜜水：煎中药或是煮药用食物的时候加入类似于蜂蜜等膏状的食物。如：加入蜂蜜的梨子水、梅子的蜂蜜水。

用炒的方式做成的料理：可以炒肉或蔬菜等。还可以针对所做食物的不同，进行不同程度的翻炒。如：炒百合根、鸡蛋炒韭菜等。

用煮的方式做成的料理：煮肉和蔬菜等。把中药和茶叶中的成分先熬好，当作配料加入所煮的料理之中。如：咖喱、蛤蜊杂烩等。

做点心：可以蒸饺子、馒头等面食。先把中药煎好后提炼出药粉，在和面的时候加入粉末，做成面点，然后蒸熟。如：茴香饺子、茯苓包子等。

用淹的方式做成的料理：把中药或是可药用食物在油中炸好，然后用带有中药或是可药用食物制成的油腌制成料理。可以适当的添加一些调味料。如：蒜油、花生油等。

除了生吃食物以及烧烤食物这两种吃法之外，以上所说的方法中加热后的食物都比加热之前要更有营养，也更容易被身体吸收。

第四节　药膳调味工艺

药膳是含有药物，具有保健、预防、治疗作用的特殊膳食，同时还有缓见其功、长期使用的特点。因此，药膳的制法与调味料的选择非常重要，是药膳制作时必须重视的问题。

一、药膳制法选择

（一）选择有效成分易于溶出的制法

由于药膳含有药物，同时药物是药膳主要起"功效"的原料。因此，药膳制作必须尽可能地促使有效成分析出、避免有效成分损失，以期良好地发挥药效。

煮法、炖法、蒸法等热菜类菜肴制法，以及汤羹、药粥等制法，通过水、油等溶媒与温度的作用，可使药物的有效成分充分地溶解析出，同时也不易破坏、损伤其有效成分，所以，这些制法在药膳中最为常用，其比例可占到药膳种类的一半以上。如石斛煮花生、北芪炖鲈鱼、参归蒸鳝段、山药羊肉汤、良姜羊肉羹、苁蓉羊肾粥等。

药酒，因酒是一种良好溶媒，其主要成分乙醇可使药物的水溶性物质、脂溶性物质最大限度地溶解出有效成分而更好地发挥药物的功效，故亦为药膳常用的制法。像五加皮酒、龟龄集酒、人参枸杞酒等。

（二）选择制法及其用法简便的制法

药膳由食物和药物两部分构成，且以膳食形式运用，不像药剂用的都是药物，其针对性与特效性较之药剂要差，但药膳的特点是缓见其功，需要长期食用方能起效。所以，药膳制法及其用法就必须简单、便利。

药膳制法中，菜肴、汤羹、粥饭、茶饮等多是现备现做，其中汤羹、药粥、药茶制作简便，特别是汤羹、药粥不仅制作简便，而且有效成分易于溶出、易于消化，很受人们的欢迎。

药酒、膏滋等常是一次制好，可长期饮用、食用，极为方便。另外，近年来各地利用现代食品制作工艺研发出一些糖果、蜜饯、饮料、罐头等药膳新品，也都体现了方便使用、长期应用的特点。糖果如枇杷糖、薄荷糖，蜜饯如山楂蜜饯、九制陈皮，饮料如凉茶、酸梅汤，罐头如山东的甲鱼药膳罐头、上海的参杜乌鸡药膳罐头等。

二、药膳调味料选择

药膳是具有保健、预防、治疗作用的特殊膳食，美味可口是其基本特点，因此，制作、烹调药膳时调味料（又称调料）的选择显得格外重要。

（一）甘甜气味药材药膳，少用调味料

多数药膳常用甘甜、甘淡或无不良气味的药物，少有辛酸苦劣。一般情况下，药膳经加工制作后都具有其自身的鲜香口味，因此，不宜再用调味料改变其本味。

（二）其他气味药材药膳，宜选味佳调味料

少数药膳可能稍稍配伍了一些非甘甜、甘淡气味或不适气味的药物。此时根据具体情况，药膳加工制作可适量选用糖、盐、味精、料酒等味佳的调味料，以达到膳品可口、常食不厌的效果。

（三）动物与滋腻类药膳，宜选辛香调味料

鸡、鸭、鱼、肉、龟、鳖等动物食物与动物内脏、蹄筋、肉皮、鞭类等动物原料，以及阿胶、鹿角胶、龟板胶、鳖甲胶等药胶，还有黄精、生地黄等滋腻类原料组成的药膳，由于其常有滋腻呆胃，影响药物、食物有效成分吸收的副作用，因此，常需在此类药膳中加用辛香调味料，以增进脾胃的纳运功能、促进药物与食物有效成分的吸收。如北芪鲈鱼用生姜，葱白、料酒等调味；阿胶羊肝用生姜、蒜末等调味；人参猪肚用花椒、胡椒、葱段、姜片等调味；黄精烧鸡用生姜、葱白等调味。

另外，牛肉、羊肉、鹿肉、狗肉、鞭类及某些水产品等动物原料，多有腥、膻、臊等异味，宜加用一些辛香调味料以除去异味，使用膳者能够接受并按要求使用。如牛肉、羊肉制作、烹调时宜加草果；鹿肉、狗肉制作、烹调时宜加柏木块；鞭类制作、烹调时宜加葱段、生姜、料酒同煮；水产品制作、烹调时常加葱段、生姜、胡椒。

（四）根据病症宜忌辨症选择调味料

生姜、葱、蒜、花椒、胡椒、草果、桂皮、小茴香、八角茴香等常用的调味料本身具有浓烈的香味，且性质温热，具有发汗解表、行气活血、温阳散寒、通脉止痛等功效。所以，凡是风寒表症、气滞症、血瘀症、阳虚症、寒症、痛症等病症，则宜用此类辛

香调味料调味。同时，在药膳的配伍中可将其作为一个方面的药效成分综合考虑，视为药膳原料的有机组成部分。而辛香调味料由于有破气、损阴、伤血等弊端，因此，对气虚、血虚、阴津亏损等病症，宜慎用或禁忌长期使用。

第五章　药膳配伍禁忌及饮食禁忌

药膳的主要原料之一是中药，据统计，在4 000余种常用的中药材中，有500多种可作药膳原料，如冬虫夏草、人参、燕窝、银耳、天麻、当归、川贝母等。这些药材在与食物配伍、炮制和应用时都需要遵循中医理论，使它们之间的作用互相补充，协调一致，否则就会影响药膳效果。

第一节　药膳配伍禁忌

药膳的配伍禁忌，无论是在古代和现在都是十分严格的，现根据历代医药学家的用药经验，将药物配伍禁忌、药物与食物配伍禁忌、食物与食物配伍禁忌和患者忌口等内容介绍如下。

（一）药物配伍禁忌

药膳的药物配伍禁忌应遵循中药理论，现在一般参照"十九畏"和"十八反"。

上述两种说法是金元时期人们用药经验的概括，虽与实际有一定出入，但至今仍为人们所遵从。没有经验的医家不宜违逆。

（二）药物与食物配伍禁忌

药物与食物配伍禁忌是古人的经验记录，后人多遵从。其中有些禁忌虽还有待于科学证明，但在没有得出可靠的结论以前还应参照传统说法，慎重为宜。

这些禁忌主要包括：猪肉反乌梅、桔梗、黄连、胡黄连、百合、苍术；羊肉反半夏、菖蒲，忌铜、丹砂；狗肉反商陆，忌杏仁；鲫鱼反厚朴，忌麦冬；猪血忌地黄、何首乌；猪心忌吴茱萸；鲤鱼忌朱砂；雀肉忌白术、李子；葱忌常山、地黄、何首乌、蜂蜜；蒜忌地黄、何首乌；萝卜忌地黄、何首乌；醋忌茯苓。

（三）食物与食物配伍禁忌

古人对食物与食物的配伍也有一些禁忌。其道理虽不充分，但是在药膳应用中应慎重从事，把它们作为重要参考为宜。这些禁忌是：猪肉忌荞麦、鸽肉、鲫鱼、黄豆；羊肉忌醋；狗肉忌蒜；鲫鱼忌芥菜、猪肝；猪血忌黄豆；猪肝忌荞麦、豆酱、鲤鱼肠子、鱼肉；鲤鱼忌狗肉；龟肉忌苋菜、酒、果；鳝鱼忌狗肉、狗血；雀肉忌猪肝；鸭蛋忌桑葚、李子；鸡肉忌芥末、糯米、李子。

（四）患者忌口

忌口是中医理论与实践的一个内容。主要包括2类：一类是指某种疾病忌某类食物，如肝病忌辛辣；心病忌咸；水肿忌盐；骨病忌酸甘；疳病忌油腻；寒病忌瓜果；疮疖忌鱼虾；头晕、失眠忌胡椒、辣椒、茶等。

另一类是指某类病忌某种食物，如有宿热或热病初愈者不宜食羊肉；虚胖或痰湿症者宜少食猪肉；有湿热症者不宜食牛肉；阳壮火症者不宜吃狗肉；脾胃虚寒者忌吃兔肉；疮毒、指疽者忌鱼；中气虚寒者忌蟹；动风、疮疥者忌虾；疮疡初起者忌猪蹄；肝病、痔漏者忌酒；肾、肺、咽、疖病者不宜吃辣椒。

第二节　饮食搭配禁忌与注意事项

一、海鲜搭配与注意事项

许多人偏爱海鲜，追求的是其鲜美的味道、滑嫩的口感。消费者在品尝之余，在细节上应多加注意饮食安全。

1. 海鲜不煮熟含有细菌

海鲜中的病菌主要是副溶血性弧菌等，耐热性比较强，在

80℃以上才能杀灭。除了海鲜生长的水中带来细菌之外，海鲜中还可能存在寄生虫卵以及加工带来的病菌和病毒污染。一般来说，在沸水中煮4~5分钟才能彻底杀菌。因此，在吃"醉蟹""生海胆""酱油腌海鲜"之类不经加热烹调的海鲜时，一定要慎重。吃生鱼片的时候也要保证鱼的新鲜和卫生。

2. 死贝类的病菌毒素多

贝类本身带菌量比较多，蛋白质分解又很快，一旦死去便大量繁殖病菌、产生毒素，同时，其中所含的不饱和脂肪酸也容易氧化酸败。

不新鲜的贝类还会产生较多的胺类和自由基，对人体健康造成威胁。选购活的贝类之后也不能在家存放太久，要尽快烹调。过敏体质的人尤其应当注意，因为，有时候过敏反应不是因为海鲜本身引起的，而是由海鲜蛋白质分解过程中产生的物质导致的。

3. 海鲜、啤酒同吃引起痛风

在吃海鲜时最好别饮用啤酒。虾、蟹等海产品在人体内代谢后会形成尿酸，而尿酸过多会引起痛风、肾结石等病症。如果在大量食用海鲜的同时，再饮用啤酒，就会加速体内尿酸的形成。所以，在大量食用海鲜的时候，千万别喝啤酒，否则会对身体产生不利影响。

4. 海鲜、水果同吃会引起腹痛

鱼、虾、蟹等海产品含有丰富的蛋白质和钙等营养素。而水果中含有较多的鞣酸，如果吃完海产品后，马上吃水果，不但影响人体对蛋白质的吸收，海鲜中的钙还会与水果中的鞣酸相结合，形成难溶的钙，会对胃肠道产生刺激，甚至引起腹痛、恶心、呕吐等症状。吃海鲜后最好是间隔2小时以上再吃水果。

5. 吃海鲜后喝茶易长结石

吃完海鲜不宜喝茶的道理与不宜吃水果的原因类似。因为茶叶中也含有鞣酸，同样能与海鲜中的钙形成难溶的钙。

在食用海鲜前或后喝茶，都会增加钙与鞣酸相结合的机会。因此，在吃海鲜时最好别喝茶。同理，也最好是间隔2小时以上。

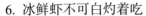

6. 冰鲜虾不可白灼着吃

任何海鲜都只有在高度新鲜的状态下才能做成清蒸、白灼之类的菜肴。水产海鲜与肉类不同，它们体内带有很多耐低温的细菌，而且蛋白质分解特别快。如果放在冰箱里时间过长，虾体的含菌量增大，蛋白质也已经部分变性，产生了胺类物质，无论怎样处理都达不到活虾的口感、风味和安全性，当然也就不适合白灼的吃法了。不过，冰鲜的虾经高温烹炒或煎炸，同样也能呈现出美味，安全性也有保证。

7. 海鲜与维生素 C 同食会中毒

多种海产品，如虾、蟹、蛤、牡蛎等，体内均含有化学元素砷。一般情况下含量很小，但日益严重的环境污染可能使这些动物体内砷的含量达到较高水平。虾体内所含砷的化合价是五价，一般情况下，五价砷对人体是没有害处的。理论上讲，高剂量的维生素 C（一次性摄入维生素 C 超过 500 毫克）和五价砷经过复杂的化学反应，会转变为有毒的三价砷（即我们常说的"砒霜"），当三价砷达到一定剂量时可导致人体中毒。

据专业人士解释，一次性摄入 50 个中等大小的苹果或 30 个梨或 10 个橙子或生吃 1.5 千克以上的绿叶蔬菜，才会大剂量地摄入维生素 C。如果经过加热烹调过程，食物中的维生素 C 还会大打折扣。因此，在吃海产品的同时食用水果或青菜，只要不超过上述的量是没有危险的。金属类元素容易沉积在海鲜的头部，所以，尽量不要吃虾头、鱼头。

8. 打包来的海鲜要冷藏

如果海鲜已经高温彻底烧熟，那么只需马上放入冷藏室，下一餐加热后即可食用。如果海鲜并未经过充分加热，但已经死去，那么应当放进冷冻室，下一餐吃之前化冻，然后彻底加热烧熟，不要再贪恋生鲜口感。由于海鲜类食品蛋白质的质地细腻、分解很快，拿回家之后应当在一天之内食完，不要长时间存放。

9. 5 类人不得常食海鲜

（1）患有痛风症、高尿酸血症和关节炎的人不宜吃海鲜，因海鲜嘌呤过高，易在关节内沉积尿酸结晶加重病情。

（2）过敏体质的人应慎食海鲜，因为除了避免食用特定的过敏原之外，海鲜过敏并没有很好的预防方法。富含组胺的红肉鱼也要少吃。

（3）女性在孕期或哺乳期应当少吃海鲜，因为，目前海产品含汞量可能超标，而汞会影响胎儿和婴儿的大脑和神经发育。

（4）甲状腺功能亢进者应少吃海鲜，因为海鲜含碘较多，可加重病情。

（5）平日吃冷凉食物容易腹泻和胃肠敏感的人应当少吃海鲜，以免发生腹痛、腹泻的状况。

二、喝牛奶的"禁忌"与注意事项

随着牛奶逐渐进入千家万户，关于牛奶的各种"禁忌"说法也随之而起：牛奶不能空腹喝、牛奶不能和果汁一起喝、牛奶不能加糖喝……还有不少让人分不清真假的说法，比如喝牛奶会长胖、喝牛奶要加热……。

其实，很多有关牛奶的"禁忌"未必有充分的科学根据，追究起来，其中大部分都站不住脚。下面我们就一些常见的"禁忌"进行分析。

1. 牛奶不能空腹喝

很多人坚信，空腹喝牛奶不能吸收其中的营养。然而，一两岁的宝宝都以牛奶作为主食，没有人听说宝宝喝奶之前要先喝半碗大米粥，那么以健康成年人的消化能力，即使饭前喝奶也能很好地消化吸收。事实是：喝一杯牛奶，可以有效缓解饥饿感达 1 小时以上。

有人说空腹喝牛奶会造成蛋白质浪费，实际上在宴席上不吃主食而大量吃鱼肉类食品才是蛋白质的浪费，而牛奶中含有约 4.6%的乳糖，它属于碳水化合物，会优先分解供能节约蛋白质；此外牛奶中还含有 3%左右的脂肪，也起到供应能量的作用。因此，空腹喝奶并不会造成蛋白质的浪费。

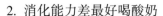

2. 消化能力差最好喝酸奶

需要注意的是，如果喝牛奶后有腹胀、腹泻问题，那么说明机体的乳糖消化能力差或者有乳糖不耐的症状，这样的确不宜空腹饮奶。建议先吃淀粉类食物，再少量多次地喝牛奶，最好能饮用酸奶。此外，早上起床后要先喝一杯白开水，20分钟后再喝牛奶。

3. 牛奶不能和果汁一起喝

牛奶中的酪蛋白遇弱酸便产生沉淀，这是一种正常现象。因此，有人就认为，牛奶发生蛋白质沉淀就失去了营养价值，或者无法被人体吸收。可是细想一下，人体的胃酸比果汁的酸度可要强多了，那么即便不加果汁，牛奶在胃里面也会形成沉淀。此外，经过乳酸菌发酵的酸奶也是沉淀状态，牛奶和水果一起制作的各种用品在国外也很流行，没有听说欧美人因此而产生消化问题，如果胃肠道功能正常，喝冷牛奶不觉有腹胀感，那么也不必担心喝牛奶后马上喝果汁会造成麻烦。

4. 牛奶不能加糖喝

有人认为牛奶加糖会影响牛奶的消化吸收，然而绝大多数奶粉类产品都是加糖产品，各国消费者已经饮用加糖奶粉百余年，而传统上我国消费者喜欢喝加糖牛奶，并没有发现因加糖导致消化不良的报告，相反，如果在饥饿时饮用，牛奶加糖后其能量供应的营养素来源还能更趋合理化。

5. 褐变反应并非"有害"

还有人说牛奶加糖煮沸可能会生成"果糖基赖氨酸"，具有一定毒性，这种提法并不准确。

实际上，牛奶中所含的乳糖与赖氨酸在高温下发生反应称为"美拉德反应"，与面包皮经过烤制会褐变是同样道理。这个褐变反应虽然会造成少量赖氨酸的损失，却完全谈不上"有害"。

6. 牛奶一定要加热喝

很多人认为牛奶一定要加热，哪怕是消毒奶，也要用锅烧开了再喝。实际上，牛奶煮沸后粘在锅上的"奶垢"当中含有大量钙质，从而造成严重的营养损失。消毒牛奶经过超高温杀菌，在保质期之内可以无需加热直接饮用。

对于肠胃偏寒者，喝冷牛奶后刺激肠道过度蠕动可能引起轻度腹泻，不妨用微波炉或热水把消毒牛奶加热到手感到有些烫的程度再饮用。

7. 只有高钙奶才补钙

所谓"高钙奶"的钙含量仅为 130~150 毫克/100 毫升，而普通牛奶的含钙量就可以达到 110 毫克/100 毫升以上，一些产品甚至可以达 130 毫克/100 毫升，"高钙奶"与普通牛奶相比并无明显优势。牛奶中的钙为容易吸收的乳钙质，有乳糖、氨基酸、维生素 D 等多种吸收促进因子，而人工添加的钙是价格极为低廉的乳酸钙等无机钙，其吸收率未必能达到乳钙质的水平。

可见，如果需要补充钙元素，只需要每天喝牛奶即可，并不一定需要专门喝"高钙奶"。

8. 喝了牛奶会长胖

牛奶含水分86%左右，250 克一袋的全脂牛奶仅含热量 150 千卡，相当于小半碗米饭。然而，吃 100 克饼干，就会摄入热量 450 千卡以上。一听可口可乐饮料中（250 毫升）所含热量也达 140 千卡，与一袋全脂牛奶相当。可见，牛奶并不能算是容易让人发胖的食品，而且牛奶中所含的蛋白质、维生素、矿物质之丰富，是可口可乐饮料所无法比拟的。

牛奶具有极好的饱腹感。在餐前喝一杯牛奶，可以有效地缓解饥饿，降低食欲，可以帮助人们正餐时不吃得那么急、那么多。如果用两杯牛奶加凉拌蔬菜代替晚餐，甚至可以帮助人体减肥。需要注意的是，如果有晚上睡前喝牛奶的习惯，就要相应减少晚餐的食量，以避免额外摄入热量而发胖。

9. 牛奶中脂肪越少越健康

牛奶中脂肪含量仅为 3%，每天喝一袋 250 克（243 毫升）的牛奶，会增加脂肪 7.5 克。对于城市家庭来说，一日饮食摄入脂肪通常在 80 克以上，牛奶中这点脂肪在一日当中所占比例并不算高。

低脂奶或半脱脂奶含脂肪 1.0%~1.5%，全脱脂奶含脂肪

0.5%。因此，把全脂牛奶换成低脂牛奶也就是减少3.75~5.0克脂肪，即便是全脱脂奶，也只能减少6.25克脂肪，相比之下，做菜时少放油、不吃煎炸食品、少吃猪肉、少去餐馆就餐才是减少脂肪的关键。

牛奶中的维生素A、维生素D和抗癌物质——共轭亚油酸均存在于脂肪中。香气成分也存在于乳脂当中。脱除牛奶的脂肪会显著影响其营养价值、风味、口感和饱腹感。因此，除非有控制血脂的需要，健康人群不一定要选择脱脂或低脂牛奶。

三、喝豆浆的禁忌与注意事项

1. 豆浆并非人人皆宜

中医学认为，豆浆性平、偏寒而滑利，如平素胃寒，饮后有发闷、反胃、嗳气、吞酸的人，脾虚易腹泻、腹胀的人，以及夜间尿频、遗精肾亏的人，均不宜饮用豆浆。

2. 豆浆不能与药物同饮

有些药物会破坏豆浆里的营养成分，如四环素、红霉素等抗生素药物。

3. 豆浆不能冲入鸡蛋

鸡蛋中的蛋清会与豆浆里的胰蛋白酶结合，产生不易被人体吸收的物质。

4. 忌过量饮用豆浆

一次不宜饮用过多，否则极易引起过食性蛋白质消化不良症，出现腹胀、腹泻等不适症状。

5. 不要空腹饮用豆浆

空腹饮用豆浆，豆浆里的蛋白质大都会在人体内转化为热量而被消耗掉，不能充分起到补益作用。饮用豆浆时吃些面包、糕点、馒头等淀粉类食品，可使豆浆蛋白质在淀粉的作用下，与胃液较充分地发生酶解，使营养物质被充分吸收。

6. 不饮用未煮熟的豆浆

生豆浆里含有皂素、胰蛋白酶抑制物等有害物质，未煮熟就饮用，会发生恶心、呕吐、腹泻等中毒症状。

7. 不宜总用保温瓶储存豆浆

在温度适宜的条件下，以豆浆作为养料，瓶内细菌会大量繁殖，经过 3~4 小时就能使豆浆酸败变质。

四、喝啤酒的禁忌与注意事项

1. 不宜同吃熏烤食品

喝啤酒后血液中的铅含量增加，铅可与熏烤食品中的有害物质结合为致癌物质。

2. 不宜同食海鲜

资料显示，食海鲜时饮用大量啤酒会引起痛风症，易发生尿路结石。原因是海鲜中富含嘌呤、核苷酸，啤酒中富含的维生素 B，正是这两种成分分解代谢的重要催化剂，会使血中的尿酸含量增加。一旦尿酸不能及时排出体外，就会以钠盐形式沉积起来，出现痛风或形成结石。

3. 不宜和白酒混喝

各种酒的酿造方法不同，原料也不一样，各种酒的成分不能互相溶解。若啤酒和白酒混喝，就会加速白酒中的酒精在全身地渗透，对肝、胃、肠、肾等器官发生强烈的刺激和伤害，也影响体内消化酶的产生，使胃酸分泌减少，加速酒精中毒；也可引起胃痉挛、急性胃肠炎等，对脑血管也有损害。

4. 患有胃炎的人不宜饮啤酒

大量饮用啤酒可以引起慢性胃炎，已患有慢性胃炎者再饮啤酒可使胃病加重，还可引起胃出血。正常人的胃黏膜可分泌一种叫前列腺素 E 的物质，这种物质有调节胃酸的作用，保护胃黏膜不因胃酸而受损害。啤酒进入胃后，可使胃壁减少分泌前列腺素 E，啤酒对胃黏膜有刺激，造成胃黏膜的损害，胃黏膜充血和水肿，出现食欲减退、上腹胀满。

5. 肝病患者不宜饮用啤酒

其基本道理同不能同时饮用其他酒一样，主要因啤酒里含有酒精，酒精经胃肠吸收到体内后，需经肝脏等组织器官的代谢将其分解，肝病患者肝功能不正常，肝脏解毒能力弱，不能及时发挥解毒作用，易发生酒精中毒。酒精也可直接损伤肝细胞，使肝病症状加重。

6. 服药者不宜饮用啤酒

因啤酒可与药物发生化学反应而产生副作用，既增加酸度也影响药物的分解和吸收、影响药物疗效。特别是对抗生素、降压药、镇静剂、抗凝剂等，影响更为明显。

7. 痛风患者不宜饮用啤酒

尿酸是人体内嘌呤类化合物分解代谢的最终产物，尿酸增多可引起高尿酸血症，发生痛风性关节炎、尿酸性肾结石、肾功能减退等。啤酒内含大量的嘌呤，痛风患者饮用啤酒后，可使血中尿酸增多，引发痛风。

8. 糖尿病患者不宜饮用啤酒

啤酒中的酒精会产生一定的热量，影响患者正常饮食控制。一次饮啤酒过量可使人体内血糖含量增高。

9. 不宜饮用过期的啤酒

啤酒的主要成分是麦芽糖，长期储存会变质，啤酒中的二氧化碳也会消失，饮用过期啤酒可引起腹泻或中毒。一般来说，普通啤酒可保存 2 个月，优质的可保存 4 个月，散装的只能保存 10 多天。

10. 不宜经常喝啤酒

有关研究发现，经常喝啤酒者易发胖，原因是清爽的苦味可刺激消化液分泌，帮助消化，增进食欲，使胃口大开，进食多，增加了热量。啤酒中的糖被吸收后，在人体各组织器官中氧化，提供机体生命活动所需的能量，剩余的糖类可转变成脂肪和某些氨基酸。啤酒本身也含丰富的氨基酸。氨基酸是组成各种蛋白质分子的基本单位，蛋白质和氨基酸是生命的重要物质基础。氨基酸在体内可生成糖，再转变成脂肪。脂肪大部分储存于皮下及肠系膜、大网膜、肾脏周围，还有肋间等部位。如果脂肪过多，腹部会隆起，形成"将军肚"。心脏中的脂肪过多，会造成心脏功能减弱，心脏扩大，形成"啤酒心",造成心肌损害,若不能及时修复,可加速心脏衰老和功能衰竭,并出现供血减少和心动过速等症状。

第三节　特殊人群饮食禁忌

一、准妈妈要注意的孕前饮食禁忌

1. 避免辛辣食物

辣椒、胡椒、花椒等调味品刺激性较大,多食可引起正常人便秘。若计划怀孕的准妈妈食用大量这类食品后,同样会出现消化功能的障碍。因此,建议准妈妈尽可能避免摄入此类食品。

2. 避免饮酒

酒精是导致胎儿畸形和智力低下的重要因素。

3. 避免吃过多的糖

若经常食用高糖食物,会引起糖代谢紊乱,甚至成为潜在的糖尿病患者。

4. 避免吃味精

味精的成分是谷氨酸钠,进食过多可影响锌的吸收,不利于胎儿神经系统的发育。

5. 避免吃人参、桂圆

中医认为孕妇多数阴血偏虚,食用人参会引起气盛阴耗,加重早孕反应、水肿和高血压等;桂圆辛温助阳,孕妇食用后易动血动胎。

6. 避免吃腌制食品

这类食品虽然美味,但内含亚硝酸盐、苯丙芘等,对身体很不利。

7. 过敏性体质的人慎食致敏食品

食用可能致敏食物对胎儿的影响尚未引起人们的重视,但事实上,致敏食品很可能会引起流产、早产,导致胎儿畸形等多种恶性后果。

8. 避免吃各种"污染"食品

食物从其原料生产直至食用前的全过程中,会经历很多必须的环节，可能会不同程度地受到污染，给人的身体带来危害。因此，应尽量选用新鲜天然食品，避免食用含添加剂、色素、防腐剂的食品；为避免农药污染蔬菜应充分清洗干净，水果最好去皮后再食用。

9. 避免吃罐头食品

罐头食品中含有的添加剂和防腐剂，是导致畸形胎和流产的危险因素。

二、准爸爸要注意的孕前饮食禁忌

1. 少吸烟，尽量做到不吸烟

烟草中有 20 多种有害成分可以致使染色体和基因发生变化。这些有害诱变物质会通过吸烟者的血液直接进入生殖系统。每天吸烟 30 支以上的男性，其畸形精子的比例超过 20%，精子的存活率只有 49%。吸烟的时间与精子畸形率呈正相关。不仅如此，大量吸烟还会导致男子性欲下降甚至出现阳痿，促使体内维生素 C 大量流失。

2. 避免过多摄入高蛋白肉类食物

大多数的年轻男士都比较偏爱肉食，虽说精子的生成需要优质蛋白质，但如果高蛋白物质一旦摄入过高，维生素摄入不足就容易造成酸性体质，难以受孕。

3. 孕前 2~3 个月丈夫不能随意用药

在正常情况下，睾丸组织与流经睾丸的血液之间有一个防护层，医学上称为血睾屏障。这一屏障可阻止血液中某些物质进入睾丸。但是很多药物却能通过血睾屏障，影响精卵健康结合。因此，在准备怀孕前的 2~3 个月，丈夫用药一定要小心，可能的话，最好停用一切药物。

三、特殊疾病饮食禁忌

1. 冠心病忌红烧肉

红烧肉美味可口，是节日期间人们常吃的一道菜肴，但因其含较高的饱和脂肪酸、胆固醇等会使血脂升高、血液黏稠度增高，易形成血栓，所以冠心病患者慎吃。

2. 慢性呼吸道疾病患者忌凉

此类患者如食用寒凉食物，其气管、支气管会受到刺激，容易诱发上呼吸道感染、支气管炎、哮喘等呼吸道疾病。

3. 胃病患者忌暴饮暴食

暴饮暴食对有胃病的人来说，无疑是雪上加霜，会使原有的胃病更为严重。

4. 青光眼患者忌饮料

青光眼患者不可一次大量饮用饮料，因为饮料会使血液稀释，血浆渗透压降低，房水增加，眼压升高，加重青光眼病情。

5. 脉管炎患者忌烟

脉管炎患者若吸烟，会使血小板黏度和聚集性增加，并能抑制纤维蛋白溶解，使血液处于高凝状态，从而使病症加剧。

6. 胆道疾病患者忌油

节日期间，若大量食用油腻（尤其是动物脂肪）食物会加重胆道的负担，有诱发急性胆囊炎的可能。

7. 肝病患者忌酒

肝病患者饮酒，会直接伤害肝细胞，甚至使肝细胞变性或坏死，导致病情进一步恶化。

8. 风寒感冒者忌螃蟹

螃蟹虽然含有丰富的营养，有独特的风味，但是由于它性寒，吃蟹会加重原有风寒症状。

9. 痛风患者忌喝肉汤、吃动物内脏

每年的新春佳节期间，都是痛风病的高发季节，原因在于，春节期间北方人喜欢吃涮羊肉，酒足饭饱后喝一碗涮锅后的肉汤味道确实鲜美，但由于肉汤中的嘌呤含量较高，往往会诱发痛风。另外，羊杂嘌呤含量也相当高，痛风者应远离它。

10. 上火者忌橘子

橘子是含热量较大的水果，一次性过多食用，不论大人还是孩子，都会导致"上火"，出现口舌干燥、咽喉肿痛等症状。因此，

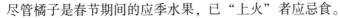

尽管橘子是春节期间的应季水果，已"上火"者应忌食。

11. 出血性疾病患者忌海鱼

血小板减少、血友病、维生素 K 缺乏等出血性疾病患者要少吃或不吃海鱼，因为鱼肉中所含的二十碳五烯酸，可抑制血小板凝集，从而加重出血性疾病患者的出血症状。

12. 癌症患者忌吃肥腻、辛辣、燥热刺激性食品

肥肉、辣椒、葱、蒜、韭菜、花椒、辣椒、桂皮、烟、酒、煎炸、熏制食品、狗肉、羊肉、蚕蛹、虾、蟹、螺、蚌等食物易使癌细胞扩散。

13. 糖尿病者忌喝粥

过节期间，吃完了大鱼大肉，很多人就想喝粥清清肠胃。但糖尿病患者喝粥血糖明显升高。因此，糖尿病患者千万别喝粥。原因就是大米、小米、玉米中的淀粉并不溶于水，只有经加热后才能释放出来，加热时间越长，释放出来的淀粉越多。粥显然比干饭加热时间长，而且放入的水也多，淀粉的溶解量较大。因此，喝粥会对糖尿病患者的健康造成严重的损害。如果不习惯吃干饭，不如将干饭泡水吃，干饭中的淀粉还未来得及释放出来，便被消化了，这就避免了血糖的升高。

四、上班族饮食禁忌

上班族由于忙于工作，往往忽视了健康饮食的原则，在不知不觉间触犯了一些饮食禁忌，长久下来身体健康便受到损害。

1. 保温杯长时间泡茶

茶叶中含有大量的鞣酸、茶碱、茶香油和多种维生素，用80℃左右的水冲泡比较适宜，如果用保温杯长时间把茶叶浸泡在高温的水中，就如同用开水煎煮一样，会使茶叶中的维生素全遭破坏，茶香油大量挥发，鞣酸、茶碱大量渗出。这样不仅降低了茶叶的营养价值，减少了茶香，还使有害物质增多。

2. 忌不吃早餐

不吃早餐会严重伤胃，使人无法精力充沛地工作，而且还容易

"显老"。德国埃朗根大学研究人员在对7 000个男女对象的长期跟踪后发现，习惯不吃早餐的人占到了40%，而他们的寿命比其余60%的人平均缩短了2.5岁。而另一所大学在一次对80~90岁老年人的研究中发现，他们长寿的共同点之一是每天吃一顿丰盛的早餐。

3. 忌多喝咖啡

美国医学家研究发现，一个人每天喝5杯或更多咖啡，其患心脏病的概率比不喝者高两倍，且嗜咖啡年限越长，饮量越多，患心脏病的可能性越大。通过对858位45~69岁首次患心肌梗死的人的调查症明，每天喝5杯以上咖啡者患病的危险增加了70%。

4. 忌饮水不足

上班族由于工作时精神高度集中，很容易忘记喝水，造成体内水分补给不足。体内水分减少，血液浓缩及黏稠度增大，容易导致血栓形成，诱发脑血管及心血管疾病，还会影响肾脏代谢的功能。

第四节　食物相生相克

在日常饮食中，食物之间也有"相生相克"的说法，即两种或两种以上的食物，如果搭配合理，会"相生"，起到营养互补、相辅相成的作用；如搭配不当，极容易导致生病或中毒。

一、相生部分

1. 芝麻配海带

同煮能起到美容、抗衰老的作用，因为芝麻能改善血液循环，促进新陈代谢，其中的亚油酸有调节胆固醇的功能，维生素E又可防衰老。海带含有钙和铁，能对血液起净化作用。

2. 猪肝配菠菜

两种都具有补血的功能，对治疗贫血症有奇效。

3. 牛肉配马铃薯（以下称土豆）

牛肉有健脾胃的作用，但牛肉粗糙，会破坏胃黏膜，但土豆与

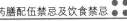

之同煮，不仅味道好，而且能保护胃黏膜。

4. 百合配鸡蛋

有滋阴润燥、清心安神的功效。中医认为，百合清痰水、补虚损，而蛋黄则能除烦热，补阴血，两者加糖调理，效果更佳。

5. 羊肉配生姜

羊肉补阳生暖，生姜驱寒保暖，相互搭配，可驱外邪，并可治寒腹痛。

6. 鸭肉配山药

老鸭既可补充人体水分，又可补阴，并可清热止咳。山药与鸭肉共食，可消除油腻，补肺效果更佳。

7. 鲤鱼配米醋

鲤鱼本身有涤水之功，米醋有利湿的功能，若与鲤鱼共食，利湿的功能倍增。

8. 肉配大蒜

俗话说："吃肉无大蒜，营养减一半。"这是有一定道理的，从科学上讲，肉和大蒜确实应相伴而食。据研究，瘦肉中含 B 族维生素的成分，B 族维生素在人体停留的时间很短，吃肉时吃点大蒜，不仅可使 B 族维生素的析出量提高数倍，还能使其原来溶于水的性质变为溶于脂的性质，促进血液循环以及尽快消除身体疲劳，增强体质。

二、相克部分

白酒+胡萝卜：同食易使肝脏中毒。

白酒+啤酒：同食会导致胃痉挛、急性胃肠炎、十二指肠炎等症，同时对心血管的危害也相当严重。

鳖肉+苋菜：同食会难以消化。

菠菜+豆腐：菠菜中的草酸会与豆腐中的钙形成草酸钙，使人体无法吸收。

菠菜+黄瓜：同食维生素 C 会被破坏。

菠菜+黄鳝：同食易导致腹泻。

茶+鸡蛋：同食影响人体对蛋白质的吸收和利用。

茶+酒：酒后饮茶，使心脏受到双重刺激，兴奋性增强，更加重心脏负担。

对虾+维生素 C：同食可引起砷中毒。

狗肉+茶：同食产生便秘，代谢产生的有毒物质和致癌物积滞肠内被动吸收，不利于健康。

狗肉+狗肾：同食会引起痢疾。

果汁+虾：同食会引起腹泻。

蛤+芹菜：同食会引起腹泻。

海鱼+南瓜：同食会引起中毒。

黑鱼+茄子：同食会引起肚子痛。

红豆+羊肚：同食会引起中毒。

胡萝卜+白萝卜：胡萝卜含的抗坏血酸酶会破坏白萝卜的维生素 C，使营养价值降低。

花生+黄瓜：同食易导致腹泻。

花生+毛蟹：同食易导致腹泻。

黄豆+猪血：同食会引起消化不良。

黄豆+酸牛奶：黄豆所含的化学成分会影响酸牛奶中丰富钙质的吸收。

鸡蛋+地瓜：同食会引起腹痛。

鸡蛋+豆浆：同食会降低人体对蛋白质的吸收率。

鲫鱼+蜂蜜：同食会引起中毒。

甲鱼+苋菜：同食会引起中毒。

韭菜+牛肉：同食容易中毒。

酒+咖啡：同饮会加重对大脑的伤害，刺激血管扩张，极大地增加心血管负担，甚至危及生命。

酒+牛奶：同食会导致脂肪肝，增加有毒物质的形成，降低奶类的营养价值，有害健康。

酒+糖类：同食导致血糖上升，影响糖的吸收，容易产生糖尿病。

咖啡+香烟：同食容易导致胰腺癌。

辣椒+胡萝卜：辣椒中的维生素 C 会被胡萝卜中的分解酶破坏。

辣椒+南瓜：辣椒中的维生素 C 会被南瓜中的分解酶破坏。

栗子+牛肉：同食会导致麻木。

栗子+鸭肉：同食会引起中毒。

麦冬+鲫鱼：同食会引起中毒。

毛蟹+泥鳅：同食会引起中毒。

螃蟹+柿子：同食会引起腹泻。

螃蟹+梨：同食伤人肠胃。

螃蟹+南瓜：同食会引起中毒。

啤酒+腌熏食物：同食有致癌或诱发消化道疾病的可能。

汽水+进餐：同食对人体消化系统极为有害，使胃的消化功能降低。

巧克力+牛奶：同食易结成不溶性草酸钙，多食会出现头发干枯。

茄子+毛蟹：同食会引起中毒。

芹菜+甲鱼：同食会引起中毒。

芹菜+兔肉：同食会引起脱发。

芹菜+蚬、蛤、毛蚶、蟹：芹菜会将蚬、蛤、毛蚶、蟹中所含的维生素 B 全部破坏。

人参+萝卜：同食会引起积食滞气。

柿子+土豆：吃土豆，胃里会产生盐酸，柿子在盐酸的作用下沉淀，难以消化，不易排出。

蒜+地黄：同食会影响营养成分的吸收。

蒜+何首乌：同食会引起腹泻。

糖精+蛋清：同食会中毒，严重者会导致死亡。

糖+含铜食物：食糖过多会阻碍人体对铜的吸收。

田螺+蚕豆：同食会引起肠绞痛。

田螺+蛤：同食会引起中毒。

田螺+牛肉：不易消化，会引起腹胀。

田螺+玉米：同食容易中毒。

土豆+西红柿：同食会导致食欲不佳，消化不良。

虾皮+黄豆：同食会影响消化。

鸭肉+鳖：久食令人阳虚，导致水肿腹泻。

羊肉+半夏：同食会影响营养成分吸收。

猪肉+麻花（植物）：同食严重者会导致死亡。

猪肉+茶：同食易产生便秘。

猪肉+豆类：同食会形成腹胀、气壅、气滞。

猪血+何首乌：同食会引起身体不适。

火腿+乳酸饮料：同食易致癌。

第六章　中医药膳常用药膳方

第一节　四时调养膳方

一、春季调养膳方

春季养肝，春宜升补。春天气机升发，植物都长出了嫩芽，此时人也一样，气血经肝气的疏调渐走于外，对于体质较差的人，特别是老人和小孩，因肝血外行致使肝血不足，因而容易出现春困，可服一些补养肝血、润肝明目、疏调气机的中药和食物。

大枣仔鸡煲

【材料】大枣 8 枚，山药 30 克，仔鸡 1 只，葱 15 克，姜 10 克，料酒 25 克，盐 5 克，味精、胡椒粉各 3 克，上汤 3 升。

【做法】将大枣洗净，去核；山药泡 1 夜，切片；仔鸡宰杀后，去毛、内脏及爪；姜拍松、葱切段；将大枣、山药、仔鸡、姜、葱、料酒同放煲内，加入上汤置武火上烧沸，再用文火煲 45 分钟，加入盐、味精、胡椒粉即成。

【功效】补气血，美容颜。

桂圆草莓

【材料】桂圆肉 20 克，淀粉 30 克，草莓、瘦肉各 50 克，料酒、姜、葱各 10 克，盐 3 克，素油适量。

【做法】将瘦肉剁成泥，桂圆肉剁碎，姜剁成粒，葱切成花。再将肉泥、桂圆泥、姜、葱、料酒、盐放入碗内拌匀，用手制成球，放入中火油锅内炸熟，捞起后沥干油。草莓洗净，切两半，待用。将桂圆球一切两半，摆在盘内，再摆上草莓即成。

【功效】益智，健脑，美容。适用于智弱、健忘、肌肤不润等症。

大蒜拌黄瓜

【材料】黄瓜250克，大蒜30克，盐、醋、味精各3克，白糖5克，香油10克。

【做法】将大蒜去皮，捣成蒜蓉；黄瓜洗净，拍碎，切3厘米见方的块，放入碗内，加入盐、大蒜蓉、味精、白糖、醋、香油拌匀即成。

【功效】清热解毒，杀虫，利水消肿。

春韭炒螺肉

【材料】螺肉200克，韭菜300克，枸杞20克，黄酒10克，姜末5克，盐3克。

【做法】准备好原料，枸杞提前用温水泡软。螺蛳开水里煮一下，然后挑出螺肉。挑出螺肉后要去除掉内脏和泥沙，清洗干净。将清洗干净的螺肉放入开水里焯烫2分钟，然后捞出备用。将螺肉切成薄片，锅底放少许油爆香姜末，放入螺肉大火爆炒，然后再加入一勺黄酒去腥味，加入切成段的韭菜和泡软的枸杞以及盐，翻炒片刻即可出锅。

【功效】增进食欲，益肝健脾，补肾温阳。

二、夏季调养膳方

夏季养心，夏宜清补，长夏宜淡补。"心主夏……脾主长夏""苦入心，甘入脾"，夏天阳热已盛，万物繁茂。中医学认为夏天内应于心，心主血脉，其液为汗，这时千万不可过于贪图凉快，使毛孔闭塞，汗液不畅，暑热内闭不能外泄，轻则感冒不适，重则暑热内迫心包，致神昏妄语。夏季养生在饮食上应以清淡食物为主，也需注意清热利湿，生冷瓜果应当适可而止，不可过食，以免过于寒凉损伤脾胃。

荷叶宝饭

【材料】薏苡仁 50 克，莲子 15 克，粳米 250 克，鲜荷叶 3 张，扁豆 30 克，白豆蔻 5 克，杏仁 20 克，胡萝卜 1 个，白糖、小葱、青红丝各适量。

【做法】将薏苡仁、莲子、扁豆、白豆蔻、杏仁分别用清水洗净，备用。将胡萝卜洗净切丝。再将淘净的粳米放锅中，煮至七成熟，捞入盆内，拌入白糖，搅匀。把上述食材摆在荷叶上，再将粳米饭摊在食材，用荷叶包好，上笼屉蒸熟，取出扣入盆中，再撒上胡萝卜丝、小葱、青红丝即成。

【功效】有健脾燥湿的功效。

绿豆鲜藕炖瘦肉

【材料】绿豆 100 克，鲜藕 250 克，猪瘦肉 250 克，精盐适量。

【做法】绿豆、鲜藕洗净，猪瘦肉洗净切块。将鲜藕、绿豆及猪瘦肉一同放入砂锅，加适量水，大火煮沸，小火煮约 2 小时，加入适量精盐，将鲜藕捞起，切成片，放入盘子中，吃藕喝汤。

【功效】有清热消暑生津的功效。

黄芪金银花粥

【材料】生黄芪 50 克、金银花 40 克、粳米 50 克。

【做法】将配料洗净，将生黄芪、金银花装入已消毒的纱布袋中，放入砂锅内，加入 1 000 毫升水，煮沸 20 分钟，将纱布袋及药渣捞去，放入洗净的粳米，煮烂成粥。服法：佐餐食用，分 2 次服完。

【功效】此膳能清暑热，解湿毒，夏季感受暑湿之邪，发热，四肢倦怠，恶心厌食者可选用此膳。

鸡油黄瓜煲

【材料】黄瓜 500 克，鸡油 15 克，精盐 4 克，味精 3 克，黄酒 5 克，鲜汤 200 克，精制植物油 200 克，香菜 15 克，火腿片 5 片。

【做法】先将黄瓜用刀削去皮，一剖两半，挖掉芯，切成 6.5 厘米左右长的一指条，用刀修成一样粗细备用。炒锅烧热，放入油，烧至三成热，放入黄瓜，至黄瓜软瘪，捞出沥油。锅中放鲜汤，加黄瓜、精盐、味精、黄酒，烧滚后转温火焖一焖，焖酥后改旺火烧滚，淋湿淀粉，用铁勺推匀，推和成薄芡。煲加底油烧热，下香菜，把黄瓜连卤倒入，淋上鸡油，放上火腿片，加盖即成。

【功效】温中益气，补精添髓，清热利尿

五豆粥

【材料】赤小豆 50 克、炒扁豆 50 克、绿豆 50 克、黑豆 50 克、黄豆 50 克、陈皮 1 片、白米适量。

【做法】先把所有食材洗净，放入锅中，加适量清水，先蒸一次后，再加入适量的水蒸第二次，在蒸熟后起锅前，可以撒盐或糖调味，然后加入白米粥即可食用。

【功效】健康五豆，清热化湿。

皮蛋苦瓜粥

【材料】大米 100 克、皮蛋 1 枚、苦瓜 15 克、枸杞 10 克、冰糖 20 克。

【做法】大米淘净，清水浸半小时。皮蛋去壳切丁，苦瓜去瓤去籽，切丁，焯水待用。大米加开水大火煮开，再用小火熬煮 20 分钟，最后下入皮蛋丁、苦瓜丁、冰糖、枸杞搅拌均匀，小火煮 3 分钟即成。

【功效】清心明目，益气解乏。

菊花粥

【材料】菊花 15 克，粳米 100 克。

【做法】将菊花洗净，粳米淘洗干净。菊花、粳米放锅中，加适量清水，加盖，旺火煮沸，再文火熬至成粥即可。

【功效】清热疏风，清肝明目。

山药绿豆粥

【材料】山药及绿豆各 10 克、米 50 克。

【做法】白米洗净后放入药材，加适量水以大火煮开，然后再转小火煮约 30 分钟至软烂即成。

【功效】排毒瘦身，增强免疫力。

三、秋季调养膳方

秋季养肺，秋季燥邪为患，与肺相应，在饮食方面以防燥养阴、滋阴润肺为主。秋天，五行属金，对应的人体器官是肺，所以秋季饮食宜甘润，多选甘寒滋润的食物，这些食物能润肺生津、养阴清燥。秋季应收敛自己的神气，不要使神志外驰，借以缓和秋天肃杀之气对人体的不利影响。

五味乌鸡补血汤

【材料】乌骨鸡 1 只，当归、熟地、白芍、知母、地骨皮各 15 克，姜、葱、盐、味精各适量。

【做法】将当归、熟地、白芍、知母、地骨皮洗净切片。再用单层纱布包好。乌骨鸡宰杀后去毛及内脏，洗净后将药物包好，入鸡腹中扎紧封口，置于汽锅内，加水 1 500 毫升，上笼旺火蒸 2 小时。拆线去药包，再加入调味品，继续蒸 10 分钟即可。

【功效】补气生血、健脾胃、补肝肾。可治疗气血两虚、肝肾不足所致的倦怠乏力、少气微言、面色萎黄、心慌失眠、头晕眼花、腰酸腿软以及潮热、盗汗等症。该膳属平补之剂，女性常食能调整月经周期，延缓性功能衰退。

罗汉果润肺汤

【材料】罗汉果 1 个，山药、玉竹、莲子各 15 克，薏苡仁、红枣、枸杞子各 9 克，猪排骨 300 克。

【做法】先把山药等中药用水煎煮，煎煮液滤除药渣，放猪排骨，先大火煮沸后文火煮 30 分钟，食肉饮汤。

【功效】生血安神，止咳润肺。该膳主要适用于肺癌阴虚燥咳者。

芝麻黑豆泥鳅汤

【材料】泥鳅 300 克，黑豆、黑芝麻各 50 克。

【做法】黑豆、黑芝麻洗净；泥鳅放冷水锅内，加盖加热烫死，洗净，沥水后下油起锅稍煎黄，铲起。然后把全部用料放入锅内，加清水适量，武火煮沸后，文火煲至黑豆熟，调味食用，每日 1 次。

【功效】补肾健脾，养血生发。适用于脱发、须发早白，或有脾气虚瘦弱之面色萎黄；或肾虚之阳痿、消渴、便秘；或湿盛疮癣痰痒等症。

阿胶虫草熟地黄老鸭汤

【材料】福牌阿胶 10 克，冬虫夏草 10 克，熟地黄 40 克，红枣（去核）6 枚，老鸭 1 只，盐、葱、姜、料酒适量。

【做法】将虫草、熟地黄、红枣洗净；老鸭宰杀后去毛、内脏、头颈及脚，洗净后焯水。然后把冬虫草、熟地黄、红枣放入鸭腹腔内，置于炖盅里，加开水适量，文火隔水炖 3 小时即成。

【功效】滋肾补肺、润燥止咳。

四、冬季调养膳方

冬季养肾，冬季是四季中补养的最佳季节。"肾主冬"，冬季阳气衰微，腠理闭塞，出汗较少，人体此时也顺应天地闭藏之势，气血内收，运行于内。应减少食物的摄取，减轻肾脏的负担。药膳原则是顺应体内阳气的潜藏，敛阳护阴，重在滋补，饮食一般以采用温补类为宜。

参枣芪精粥

【材料】人参 3 克，黄芪 10 克，黄精 5 克，红枣（去核）5 枚，粳米 100 克。

【做法】将前 3 味药放入砂锅内，加水适量，煎成汤，去渣取汤，放入淘干净的粳米和红枣，入砂锅内，如汤液过少，再加入少量清水，煮成稀粥，加入红糖适量拌匀，即可服用，连服 15 天以上。

【功效】此方有扶正益气之功效。中医认为脾胃为后天之本，气血生化之源。有些人虽然年轻体壮，但因终日忙碌，后天失养、劳倦内伤，身体透支，伤及肺、脾、肾三脏，开始出现精神疲乏，懒言少动，面色无华，尿频难尽，胃口不佳，有时动则气喘不舒。

虫草山药牛髓汤

【材料】冬虫夏草 1~2 克，山药 10 克，蜜汁红莲 10 克，柏子仁 10 克，牛髓适量。

【做法】除冬虫夏草之外，将其他 5 味药一同放入砂锅内，加水适量，煎煮 30 分钟即可。将冬虫夏草洗干净，放入碗中，加水适量放入蒸锅内隔水蒸 20 分钟，加入前药液中同服。连服 15 天以上。

【功效】健智健脑补心。

青蒿桃花甲鱼汤

【材料】青蒿 10 克，干桃花 10 克，黄芪 10 克，甲鱼 200 克（去毛、内脏，保留骨）。

【做法】将前 3 味放入砂锅内，加水适量，煎汤，去渣留液，再与甲鱼一同放入砂锅内煎煮，如药液过少，再加适量清水，煎煮半小时后，温度略低时加入蜂蜜即可，连服 15 天以上。

【功效】有滋阴养颜、补血滋润之功，能令女士容颜焕然一新。

枸杞蒸鸡

【材料】枸杞子 15 克、子母鸡一只（未生过蛋的母鸡）、料酒、胡椒粉、生姜、葱、食盐适量。

【做法】将子母鸡洗净；姜切片、葱切段备用；将子母鸡放入锅内焯水片刻，然后，捞出放入凉水内冲洗干净，沥尽水分，再把枸杞子装入鸡腹，然后放入炖盅内。鸡腹向上，把葱、姜放入盅内，加入清汤、料酒、食盐、胡椒粉，将盅盖好，用湿纱纸密封盅盖，用沸水武火蒸 2 小时即成。

【功效】滋补肝肾。枸杞子具有补肾养肝，补血明目，促进肝细胞新生，降低胆固醇，降低血糖作用。鸡肉有益五脏、补虚损、强筋骨、健脾胃、活血脉之功效。而子母鸡性属阴，对体弱多病者更有益。

第二节 养生保健类膳方

一、益气健脾类

【一醉散】槐子 16 克，旱莲草 1.6 克，生地黄 40 克。上为细末，无灰酒 1 瓶，将药投酒内，密封之，浸 20 日。可乌须黑发。见《普济方·身形》

【一味薯蓣饮】山药 120 克，白糖少许。山药洗净，去皮，切成薄片放锅内，加适量水，用武火烧沸后转用文火煮约 50 分钟，取汁。待汁稍凉，加白糖搅匀。代茶随意饮服。有润肺补脾，益肾固肠功效。适用于脾肾两虚之小便不利，大便滑泻等症。见《医学衷中参西录》。

【**人参茶**】①生晒参 3 克。先将人参切成薄片，放入保温杯内，用开水闷泡半小时，早晨空腹或晚上临卧前温饮之。初次 2~3 天内，忌食萝卜、浓茶、螃蟹、绿豆等物，以免降低药效。有益气健脾功效。适用于各种男女虚症。为延年益寿之佳品。②人参 12 克，橘皮 3 克，紫苏叶 6 克，砂糖 50 克。将前 3 味药水煮熬成汁，去渣澄清，加入砂糖即成。随意代茶饮。有益气健脾功效。适用于年老体弱，因气虚运行迟缓，以致气机阻膈而引起的胸膈、胃脘虚胀；气津不布引起的口渴不欲多饮等症。若非此种情况之胸满症，忌服。见《饮膳正要》。

【**山药羊肉汤**】羊肉 500 克，山药 50 克，调料适量。羊肉剔去筋膜、洗净，入沸水中焯去血水；山药用清水润透后切成 2 厘米厚的片。2 味同置锅内，加适量水、葱白、姜、胡椒粉、黄酒，用武火烧沸后，撇去浮沫，转用文火炖至羊肉熟烂，捞出。把羊肉切成片，装入碗内。再把原汤除去葱、姜，加盐、味精搅匀，连同山药一同倒入羊肉碗内。早晚温热服食。有补脾胃，益肺肾功效。适用于脾肾两虚之少食倦怠，便溏腹泻，水肿，遗尿，遗精，肺虚久咳，妇女白带过多，小儿营养不良等。见《民间食谱》。

【**天仙面**】糯米 1 035 克，山药 1 200 克。糯米水浸一夜，沥干，慢火炒至熟，山药炒过，共研细末，收贮备用。每日清晨加白糖调（若加椒末少许亦佳），随意服食。有滋补助孕功效。适用于身体虚弱，久不受孕之症。见《寿世编》。

【**夫妻肺片**】牛肉、牛杂（牛心、牛舌、牛肚、牛头皮）、卤水各 2 500 克，花椒面 15 克，辣椒油、油酥花生米末、酱油各 90 克，味精、花椒、肉桂各 3 克，八角 2.4 克，盐、料酒各 30 克，芝麻面 60 克。将牛肉、牛杂洗净，把牛肉切成约 250 克重的块状。放入锅内，加清水（以淹过牛肉为度），用旺火烧开，肉呈白红色，撇去浮沫，沥去水。将牛肉、牛杂放入锅内，加入老卤水 2 500 克，放入香料包（内装花椒、肉桂、八角）、料酒、再加清水 4 000 克左右，用旺火烧开约 30 分钟后，改用小火烧 1.5 小时，将火力压小，煮至牛肉、牛杂酥而不烂，捞出晾冷。将卤水用旺火烧开约 10 分钟后，取碗 1 只，舀起卤水 150 克（其余的留作老卤水，以备下次再用），加入味精、辣椒面、酱油及花椒面调成味汁。将晾冷的牛肉、牛杂等切成约 4 厘米长、0.8 厘米宽、0.5 厘米厚的片子，混合均匀，淋上味汁拌匀，分盛若干盘，撒上油酥花生米末和芝麻面。有温中补阳，益气补肺功效。适应于腰膝酸软，疲乏无力，畏寒，食欲不振，小便清长，大便溏泻，语声低微，气短等肺气虚弱及脾肾阳虚等症。见《滋补中药保健菜谱》。

【圆白菜白糖饮】圆白菜全棵，白糖适量。将圆白菜洗净绞汁，入白糖，搅匀后饮用。服 1 小杯。可促进溃疡愈合，缓解疼痛。现多用于胃及十二指肠溃疡，疼痛等症。见《补品补药与补益良方》。

【芸豆卷】芸豆 500 克，红枣 250 克，红糖 150 克，糖桂花适量。芸豆水发后文火煮至烂熟，稍冷，置于布上搓成泥；红枣以水泡发后去核，煮至烂熟，加红糖、糖桂花拌压成泥，将芸豆泥摊在案板上，平抹成 1 厘米厚的长条片，上面铺一层枣泥，纵向卷起，用刀与糕条垂直方向切成糕块。每日 1 次，作早餐食用。有健脾利湿功效。适用于脾胃虚弱，食欲不振，便溏及水肿等症。见《清宫食谱》。

【木瓜曲】木瓜 120 克，沉香、砂仁各 9 克，面粉适量。前 3 味研为细末，面粉糊为曲。每次服 10 克，白开水冲服，每日 2 次。有健脾化湿功效。适用于脾虚湿困，脘腹冷痛，食少纳呆，呕吐呃逆，大便溏薄，腰腿酸痛及腓肠肌痉挛等症。见《全国中药成药处方集》。

【五五酒】粳米、黍米、胡麻、大麦米、小黑豆各 1 500 克，龙眼肉、红枣肉、白果肉、胡桃肉、莲肉（去皮）、松子仁、柏子仁、杏核仁、芡实仁、薏苡仁、枸杞子、冬青子、菟丝子、覆盆子、蒺藜子、巴戟天、甘菊、首乌各 360 克，五加皮 240 克，桑葚 360 克，白浆酒 38 200 毫升，好烧酒 22 920 毫升。五谷蒸熟，晾冷。其余诸药封入缸内，以汤煮 3 小时，打开与五谷合在一起，入烧酒浸 21 天，入白浆酒再浸 49 天。每日 3 次，随意饮用。有安脏补虚，润泽，驻颜，延年益寿功效。见《宝元带》。

【怀山药故纸炖紫河车】怀山药 30 克，破故纸 15 克，红枣 5 枚，生姜 3 片，新鲜紫河车 1 具。紫河车洗净，盐擦，入开水中烫煮片刻，用冷水漂洗多次，切成块，入锅加白酒、姜汁炒透，倒入瓦锅内，加水入诸药，隔水炖熟食。每日 2 次。有健脾养胃，补肺功效。适用于慢性支气管炎以及病后体虚等。见《家庭药膳手册》。

【牡蛎猪肚】煅牡蛎、白术各 30 克，苦参 15 克，猪肚 1 个。前 3 味装入纱布袋，扎口；猪肚洗净，与药加水同煮，熟后去药，入食盐调味。饮汤食肉。有健脾补虚，涩精功效。适用于脾虚食少，乏力，或梦遗早泄，小便频数等症。见《中国药膳学》。

【何首乌山萸肉煮鸡蛋】何首乌 30 克，山萸肉 9 克，鸡蛋 3 个。前 2 味水煎，去渣入鸡蛋煮熟。饮汤食蛋，早晚各 1 次，连服数天。有补中益气，涩精固脱功效。适用于子宫脱垂。见《家庭药膳手册》。

【谷子煎汤（粥）】赤谷子 100 克，丹砂 0.3 克，（如无谷子，谷皮亦可）取赤谷子熟时绞汁，煎如稠汤，调和丹砂，温服。有健脾益气，聪耳明目功效。用于一切羸弱虚损之症。见《苏沈良方》。

【龟肉炖枳壳】龟肉 250 克，炒枳壳 15 克。加水同炖，熟后食肉饮汤。有行气补虚功效。适用于胃下垂，子宫脱垂，脱肛，疝气等症。不宜与猪肉、苋菜等同食。见《中国药膳学》。

【羌活鱼羹】鲜羌活鱼 250 克，调料适量。羌活鱼治净，加水煮汤，用花椒、生姜、食盐调味服食。有益气补虚，开胃进食功效。适用于身体虚弱，营养不良，小儿疳疾，食少消瘦等症。见《食疗本草学》。

【补脾粥】糯米 100 克，山药、赤豆各 50 克，芡实、薏米、莲心各 25 克，大枣 10 枚，白糖适量。山药去皮，切丁；先煮糯米半小时后下余药，文火焖至稠烂。服用时调入白糖。有健脾止泻，补中益气功效。适用于脾胃虚弱，食少倦怠，久泻不止等症。见

《膳食保健》。

【补中益气糕】鸡蛋 10 个，党参、黄芪、红枣各 20 克，炙草 6 克，当归 9 克，白术 9 克，升麻 5 克，柴胡 5 克，陈皮 9 克，生姜 15 克，白糖 600 克，苏打 2 克。将党参、黄芪、当归、升麻、陈皮、生姜、炙草、白术、柴胡、红枣去灰渣，加工、烘干研成细末。鸡蛋打入盆内，用掸蛋机掸成泡，加入白糖继续掸泡，使蛋浆与白糖融为一体，加入面粉、中药粉末、苏打继续掸泡，合为一体。在蒸笼内垫一层细草纸，将蛋浆倒入擀平，蒸约 10 分钟，取出翻于案板上，用刀切成 20 个条形方块即成。有补中益气功效。适用于气虚发热，脑力劳伤，疲倦乏力，久泻脱肛，子宫脱垂等。见《养生食疗菜谱》。

二、补血营养类

【大米榛仁粥】榛子仁 30 克，枸杞子 15 克，粳米 50~100 克。将榛子仁捣碎，与枸杞子同煎取汁，后入米煮成粥。空腹食。有养肝益肾，明目功效。适用于肝肾不足引起的视昏。（验方）。

【小麦饭】小麦仁 50 克，红糖少许。小麦仁淘净放锅内，加适量水焖煮 40~50 分钟（亦可放盆内上笼屉蒸熟）。红糖置另一锅内，加适量水，用文火熬成糖汁，浇在麦仁饭上，拌匀。午餐温热服食。有养肝止血功效。适用于妇女月经过多或崩漏不止症。见《饮食辨录》。

【干蒸鹿胎】鹿胎 1 具，淡菜 100 克，生姜、葱、盐各适量。鹿胎与胎盘洗净，放盆内，加淡菜、葱、姜、盐，隔水闷蒸。使蒸于锅盖之水汽倒注入鹿胎盘内，3~4 小时后，蒸至鹿胎熟，汤汁满。晨起空腹服食。有大补肾元，填精养血，扶益虚损功效。适用于诸虚百损之症。忌食萝卜。见《气功药饵疗法与救治偏差手术》。

【云片银耳汤】银耳 15 克、鸡蛋清 50 克、鸡脯肉 100 克、猪油 75 克、熟火腿 100 克，清汤 1 500 克，豌豆尖叶 30 片、盐、味精、葱、姜、水适量。鸡脯肉用刀背捶成泥去筋，装碗中加葱、姜水搅匀过箩。向过箩后的鸡茸中加入盐、胡椒粉、料酒及味精搅上劲。加入猪油、蛋清搅成的泡糊和少许湿荽粉，搅匀。在洗净的菊花形小铁模里边涂些猪油，摆进四、五片银耳（用水发好），用调羹将制好的鸡茸舀成球形，放在银耳中间，使银耳底部粘住鸡茸，再将豆尖叶和火腿小薄片放在鸡茸上点缀成花草图案。制成后放于盘上，上屉蒸四五分钟，取出放小汤碗内。再将钢精锅置火上，加入清汤烧沸，用精盐和味素调好味，浇在汤碗内。有补血养肾，滋阴润肺功效。适用于食欲减退，体弱无力。此品因造型美观可作高级宴席进补之用。见《滋补中药保健菜谱》。

【归圆仙酒】当归、大圆眼、酒各适量。大圆眼、当归浸于好酒中数日，每少饮。功能养血益颜。适用于病后血虚，面黄肌瘦等。见《家庭食疗手册》。

【叶酸桑葚酒】三叶酸（即酢浆草）、黑桑葚各 250 克，醇酒 1 500 毫升。将三叶酸切细，与黑桑葚同入净器中，注酒浸之。封口，7 宿后取用。每日适量饮之，勿醉。适用于头晕目眩，口干舌燥，燥热咳嗽，小便不利，水肿等症。（验方）。

【仙人粥】①何首乌 15 克、粳米 100 克，先将何首乌切片煮烂，后入米做粥，空腹食。有养血祛风，补益肝肾功效。适用于肝肾阴虚，须发早白，血虚头晕，腰膝软弱，筋骨疼痛，遗精，崩漏带下，久疟，久痢，瘰疬，痔疮等症。便溏者慎用。忌与葱、蒜同食，忌用铁锅煮。见《遵生八笺》。②何首乌 30~60 克，粳米 60 克，红枣 3~5 枚。先将何首乌用砂锅煎取汁，去渣，加入粳米、红枣，文火煮粥，待粥熟，加入适量红糖或冰糖，再煮 1~2 沸，趁温热服食。有养血益肝、固精补肾、健筋骨、乌须发功效。适用于头发枯燥发黄，须发早白。也可用于头晕，耳鸣，失眠，腰膝软弱，梦遗滑精，崩漏带下，久痢等症。日服 1~2 次，7~10 天为 1 疗程，间隔 5 天再进行下一疗程。大便溏泻者不宜食用。忌葱、蒜、冷服。熬煮时忌用铁锅。（验方）。

【仙茅菟丝当归炖羊肉】仙茅 18 克，菟丝子 15 克，当归 9 克，羊肉 60 克，盐少许。将菟丝子布包后，与仙茅、当归加水煎煮，取汁约 3 碗，加入切碎之羊肉炖汤，以盐调味服食。每日 1 剂，连服 7~8 剂。有调摄冲任，养血润燥功效。适用于牛皮癣属冲任不调者，多发于妇女。见《疾病的食疗与验方》。

【白鱼首乌汤】白鱼 1 条，当归、何首乌各 9 克。鱼去鳞及内脏，洗净；当归、何首乌煎取汁后煮鱼，熟后调味服食。有补益肝肾、养血明目功效。适用于肝血不足，目暗昏花及夜盲等症。见《中国药膳学》。

【冬笋炒鹌鹑片】鹌鹑肉 500 克，鸡蛋 1 000 克，冬笋 120 克，鸡清汤 60 克，水发冬菇 15 克，酱油、盐、味精、胡椒面、料酒、葱、姜、猪油、白糖、湿淀粉及普通汤适量。将鹌鹑薄片先用料酒、盐拌匀，加入鸡蛋清、湿淀粉拌匀。把斜刀切成的冬菇片、冬笋片过水后，用普通汤煨入味。将锅烧热后，放入猪油，把鹌鹑片放入滑散、滑透、捞出、沥去油。锅中留适量油上火，放入切好的四刀花姜片、马耳形葱片、冬笋片及斜刀切成的冬菇片下锅稍煸炒，把鹌鹑片倒下去，用料酒炝锅后将用酱油、白糖、盐、胡椒面、清鸡汤、湿淀粉调配成的汁搅匀后顺锅边倒入，待烧开后用勺推动，加味精和少量猪油。有补益五脏功效。适用于贫血、食欲不振、周身无力等症。见《滋补中药保健菜谱》。

【玄参猪肝】玄参 15 克，猪肝 500 克，调料适量。将玄参洗净放锅内，加适量水，煮半小时后，放入洗净的猪肝，同煮 5 分钟，捞出猪肝，切成小片备用；锅内菜油热后，入姜、葱稍炒，将油倒入猪肝片中；取酱油、白糖、料酒少许，兑加原汤适量，收汁后加湿豆粉，使成透明汤汁，亦倒入猪肝片中拌匀。单食或佐餐。有滋阴补血，明目利咽功效。适用于肝血不足，面黄肌瘦，虚肿，视力低弱或视物重影，夜盲症，慢性咽炎，慢性肝炎等症。见《四季药膳》。

【枣菇蒸鸡】净鸡肉 150 克，红枣 20 克，香菇（水发）20 克，湿淀粉 6 克，酱油、盐、味精、料酒、白糖、葱、姜、麻油、清鸡汤各适量。将鸡肉洗净，切成 3 厘米长，0.2 厘米厚的肉条。将鸡条、香菇、红枣放入碗内，加入酱油、盐、白糖、味精、葱丝、料酒、清鸡汤和湿淀粉，拌匀，上蒸笼蒸（或隔水蒸）13 分钟，蒸熟后取出，用筷子拨开，摊入平盘，淋上麻油。有补脾胃，补肝肾，养血补血功效。适用于贫血，消化不良，乏力等病症。见《滋补中药保健菜谱》。

【软炸鸡肝】山药 100 克，鸡肝 400 克，干淀粉 100 克，鸡蛋 4 个，调料适量。鸡蛋打散，加水淀粉、山药粉，调成鸡蛋粉糊；鸡肝去胆，洗净，一切 2 块，加葱、姜、黄酒、胡椒粉、盐、味精略腌后，加蛋粉糊搅匀，放六成热的油锅中炸透，呈浅黄色时捞出。将另锅烧热，放芝麻油，下鸡肝、葱花、花椒翻炒几下。佐餐用。有养肝明目功效。适用于肝虚目暗，视物不清，夜盲，小儿疳积等病症。见《中国药膳学》。

【明砂猪肝】夜明砂 9 克，猪肝 50 克。夜明砂煮水去渣取汁，放入猪肝，煮熟食。有养肝明目功效。适用于肝血不足所致的两目昏花、夜盲等症。见《中国药膳学》。

【明目兔肝粥】兔肝 50 克，豉汁 10 克。以兔肝在豉汁中煮粥，空腹服，以效为度。有滋肝明目功效。适用于目暗、夜盲病症。见《养生保健集》。

【明砂熘肝片】鲜羊肝 250 克，蝉衣 3 克、木贼草 3 克，夜明砂 3 克，当归 5 克，鸡蛋清 2 个，葱白头 30 克，熟猪油 400 克（耗 80 克），干淀粉 25 克，绍酒 10 克，精盐 2 克，嫩姜片 10 克，味精 1 克，湿淀粉 6 克，胡椒面 0.5 克。将蝉衣、明砂、木贼草、当归去净灰渣，烘干研末。羊肝洗净切成薄片，葱白切成段。将蛋清、干淀粉、中药粉、精盐 1 克、绍酒 5 克，羊肝片调拌均匀。将精盐、湿淀粉、绍酒、味精、胡椒面用鲜汤兑成滋汁。将炒锅置中火上，下油烧至四成热，肝片入油锅中，用筷子拨散，滗去油，锅内留油 40 克，加入葱白、姜片炒匀，炒至葱白断生，烹入兑好的滋汁，快速炒匀，起锅入盘。有养肝明目功效。适用于夜盲、视物模糊等症。见《养生食疗菜谱》。

【固精酒】枸杞子 120 克，当归 60 克，熟地 180 克，好酒约 3 000 毫升。将上药盛入绢袋，置于瓷制容器或其他适宜容器中，加酒，封固，隔水加热，煮 1 小时，取出埋于地下，7 天启用。每日早、晚各饮 3 小盅，不可过量。适用于男性不育症。体质属阴血不足者亦可服用。见《惠直堂经验方》。

【金针菜炖瘦肉】金针菜 30 克，猪瘦肉 60 克。金针菜洗净，猪瘦肉切成片，同放陶瓷锅内，用旺火隔水炖熟。吃肉、菜，喝汤。有养血补肝、通乳功效。适用于产后体虚，乳汁不下，乳腺炎初起。见《家庭药膳手册》。

三、滋阴生津类

【山药黄连花粉汤】怀山药 30 克，黄连 6 克，天花粉 15 克。水煎。取汤温服。每日 1 剂。有补益脾肾，止渴减食功效。适用于消渴病以食多饮多为主症者。见《补品补药与补益良方》。

【女贞子酒】①女贞子 250 克，低度白酒 500 克。药洗净，放入酒中浸泡 3~4 周。每次饮 1 小杯，每日 1~2 次。适用于治疗阴虚腰痛，腰腿酸软疼痛，腰膝肢体乏力，久立、遇劳则痛增，卧则减轻，心烦失眠，口燥咽干，面色潮红，手足心热，舌红，脉弦细数。见《百病饮食自疗》。②女贞子 250 克，醇酒 700 克。女贞子研碎后，放入酒中，密封，5 天后使用。每次空腹饮 1~2 小杯，每日 2 次。有滋阴退热功效。适用于阴虚内热，腰膝酸软，头晕目眩，须发早白等症。见《本草纲目》。

【小麦玉竹粥】小麦 15 克，大枣 10 枚，玉竹 9 克，粳米 60 克。依常法共煮做粥。月经前食，每日 1 剂，连续服 4~6 剂。适用于肝阴不足所致的经前紧张症。见《常见病食疗食补大全》。

【天门冬炖肉】天门冬 60 克，猪瘦肉 500 克。肉切块洗净，与天门冬共加水，文火炖至肉熟烂。食肉饮汤。有滋阴养血功效。适用于产后虚弱，乳汁不足，面色少华等症。见《中国药膳学》。

【五味银叶红枣蜜】五味子 250 克，银杏叶 500 克，红枣 250 克，蜂蜜 1 000 克，冰糖或白糖 50 克。将五味子、银杏叶、红枣分别洗净，将银杏叶切碎，红枣皮肉撕开，然后一起浸泡在水中 2 小时，水量以浸没为度，如银杏叶浮起，可加重物压下将五味子、银杏叶、红枣连同浸液一起倒入大瓦罐内（如瓦罐小，可分两次煎），先用中火煎沸后，再改用小火约煎 1 小时煎至约剩浓汁一大碗时，滤出头汁。再加冷水三大碗，约煎 1 小时，至剩下药液一大碗时，滤出二汁，弃渣。将头汁、二汁倒入大砂锅内，用小火先煎半小时，使药汁进一步变浓。再加蜂蜜、冰糖，不要加盖，约熬炼半小时，离火，冷却后装瓶，盖紧。每日 2 次，每次 2 汤匙。饭后，开水冲服，3 个月为 1 疗程。有养五脏，助心血，缓肝气，通络脉，润燥软坚，舒张血管，调节血压，降低胆固醇功效。适用于动脉粥样硬化、冠心病等症。见《常见慢性病食物疗养法》。

【止消渴速溶饮】鲜冬瓜皮、西瓜皮各 1 000 克，瓜蒌根 250 克，白糖 500 克。先将冬瓜皮、西瓜皮削去外层硬皮，切成薄片，瓜蒌根捣碎用冷水泡透；再将三者同放锅内，加适量水，煎煮 1 小时，去渣，再以文火断煮浓缩，至较黏稠将要干锅时，停火，待温，加入白糖粉，将煎液吸净，拌匀，晒干，压碎，装瓶备用。每次服 10 克，沸水冲化，代茶频饮，每日数次。有生津止渴功效。适用于糖尿病（消渴症），口渴多饮等症。见《药膳食谱集锦》。

【贝母鸭子】川贝 10 克，母鸭胸脯肉 120 克。鸭肉清炖至八成熟时，入贝母、食盐少许，再炖至熟。饮汤食肉，每日 1 次。有养阴清热，润肺止咳功效。适用于麻疹后诸症缓解，而见燥咳无痰，日轻夜重，唇红干燥，舌红苔少等症。见《百病饮食自疗》。

【牛膝蹄筋】牛膝 10 克，鹿蹄筋（或牛蹄筋）100 克，鸡肉 500 克，火腿 50 克，蘑菇 25 克，调料适量。蹄筋放钵中，加水上笼蒸约 4 小时，酥软时取出，冷水浸漂 2 小时，剥去外层筋膜；牛膝洗净后切成斜片，火腿切丝，蘑菇水发后切丝；蹄筋发胀后切成长节，鸡肉剁成小块，同置碗中，牛膝摆于其上，火腿、蘑菇丝撒于周围，再入姜、葱、胡椒粉、食盐、绍酒与清汤调和之汁，上笼屉蒸约 3 小时，待蹄筋熟烂出笼，去葱、姜，加味精调味服食。有补肝肾，强筋骨功效。适用于肝肾不足，腰膝酸痛，软弱无力等症。见《中国药膳学》。

【牛奶滋补粥】牛奶 500 克，大米 50 克，大枣 10 枚。共煮粥，早饭后温服。有益气生津润燥功效。适用于身体虚弱，气阴不足，肠燥便秘等症。脾胃虚寒腹泻者忌用。（民间方）。

【长生固本酒】人参、枸杞子、怀山药、辽五味子、天门冬、麦门冬、怀生地黄、怀熟地黄各60克，酒15克。上药切片，以生绢袋盛之，浸于酒中，装酒的坛口用箬竹叶封固，再将酒坛置于锅中，隔水加热约半小时，取出酒坛埋土中数日，取出静置后饮用。每次饮1小杯，早、晚各1次。适用于气阴两虚所致的四肢无力，易于疲倦，腰酸腿软，心烦口干，心悸多梦、头眩，须发早白等症。体质偏气阴不足者，无明显症状亦可饮用此酒，有保健养生作用。见《寿世保元》。

【乌鸡丸】雄乌骨鸡1只（1 000克左右），人参、黄芪，当归、熟地、生地、白芍、五味子、白术、茯苓、川芎、柴胡、前胡、黄连、黄柏、知母、贝母各15克。将鸡治净，药物装入鸡腹，以线缝合，置锅内，加水、酒各半，略淹过全鸡，煮至烂熟，取肉及药物干燥为末，用原汁、面粉搅成熟面糊炸丸。每次服10克，有补气健脾，滋阴清热功效。适用于虚劳久病，肝肾阴虚，脾胃虚弱，潮热盗汗，五心烦热，咽干颊赤，咳嗽咯血，饮食减少，四肢倦怠等症。见《食疗本草学》。

【百合党参猪肺汤】百合30克，党参15克，猪肺250克。同加水炖至猪肺熟，加盐少许调味。饮汤吃猪肺。有补肺气，养肺阴功效。适用于肺虚久嗽，反复发作，难于治愈者。见《中国药膳学》。

【当归甲鱼】当归100克，甲鱼1 500克，猪肉50克，冬笋20克，冬菇10克，葱、姜、蒜、青蒜各10克。鱼杀后用开水烫洗干净，去内脏、剁块；将当归装入纱布袋内，扎口，与猪肉、笋、冬菇、葱、姜、蒜同入锅中，加水炖熟，去当归；将甲鱼、猪肉取出，临吃时蒸热；用原汁调好味，勾芡撒上青蒜，浇在甲鱼、猪肉上。吃肉、笋、菇，饮汤。有滋阴补血功效。适用于肝肾阴虚，妇女贫血，头晕眼花，经闭及阴虚发热等症。见《良药佳馐》。

【虫草胎盘炖牛骨髓】牛骨髓、生山药各250克，冬虫夏草、胎盘粉各 30 克，蜂蜜 250 克。共捣匀（也可先将生山药与冬虫夏草粉碎），入瓷罐内，隔水炖 30 分钟至 1 小时。开水冲服，每日 2 次，每次 2 汤匙连用数剂。有补肝肾，益精髓，生血液功效。适用于再生障碍性贫血。见《疾病的食疗与验方》。

【团鱼二子汤】团鱼（鳖）1 只，女贞子 20 克，枸杞子 30 克。团鱼热水烫后去内脏及头，切块，与女贞子、枸杞子加水同煮至肉熟。饮汤食肉。分 2~3 次服用。有补肝肾，益精血功效。适用于肝肾阴虚所致的腰痛、遗精、头晕、眼花、低热等症。见《补品补药与补益良方》。

【竹茹蜜】竹茹 15 克，蜂蜜 30 克。竹茹煎水取汁，兑入蜂蜜服。有养阴降逆功效。适用于胃阴虚，胃气不降，恶心，呕吐，妊娠恶阻等症。见《百病饮食自疗》。

【全鸭冬瓜汤】冬瓜 2 000 克，鸭 1 只，猪瘦肉 60 克，海参 30 克，芡实 30 克，薏米 30 克，莲叶 1 片。鸭去内脏及毛，洗净，与药一起共煮至鸭肉熟烂为度。调味后食用。有滋养补虚，利水消肿功效。适用于体虚水肿，伤暑小便黄少等症。见《中国药膳学》。

【氽蛎黄】鲜蛎黄（牡蛎肉）250 克，鸡汤或精瘦肉白汤适量。将鸡汤加热烧开后，氽入蛎黄，略煮沸，入食盐、味精吃肉喝汤。有滋阴养血功效。适用于久病虚损，妇女月经过多，崩漏以及丹毒病人。见《本草纲目拾遗》。

四、助阳健身类

【二冬二地酒】菟丝子、肉苁蓉各 120 克，天门冬、麦门冬、生地、熟地、山药、牛膝、杜仲（姜汁炒）、巴戟天（去心）、枸杞子、山茱萸、人参、白茯苓、五味子、木香、柏子仁各 60 克，覆盆子、车前子、地骨皮各 45 克，石菖蒲、川椒、远志肉、泽泻各 30 克，好酒 3 000 克。将上药共捣为粗末，用夏白布包贮，置于净器中，用酒浸泡 7~12 日后饮用。每次空腹服 1 小杯，早晚各 1 次。有助阳健身功效。适用于肾虚精亏，中年阳痿，老人视物昏花，神思恍惚，腰膝酸软。（验方）。

【丁香鸭】丁香、肉桂、草蔻各 5 克,鸭子 1 只 (约 1 000 克),调料适量。3 药水煎 2 次,每次煮 20 分钟,共取汁 3 000 毫升。把药汁、净鸭与葱段、姜片同放锅中,武火烧沸后转用文火煮至六成熟时捞出晾凉。再将鸭子放卤汁锅中,用文火煮至肉熟后捞出。该锅内再放入适量冰糖,文火煮至糖化,放入鸭子、盐、味精。边滚动鸭子,边用勺浇卤汁至鸭色呈红亮时捞出,再均匀地涂上麻油。早晚餐服食。有温中和胃,暖肾助阳功效。适用于肾阳虚之阳痿,遗精,下半身冷及脾胃虚寒之食少腹胀,脘腹冷痛,反胃呕吐,呃逆嗳气等症。见《中国药膳》。

【八宝鸡】母鸡 1 只 (1 750 克),香菇、干贝、姜末、料酒各 10 克,薏苡仁、芡实、百合各 15 克,糯米 60 克,莲子、麻油各 30 克,熟火腿 18 克,盐 3 克,胡椒粉 0.6 克,熟猪油 1 000 克,糖醋生菜 150 克,椒盐调料 2 碟。将鸡去毛、内脏,整鸡出骨,洗净。用料酒、盐、姜末将鸡身内外抹匀,腌渍约 30 分钟。将糯米、薏苡仁、百合、莲子 (去心)、芡实分别泡胀、洗净,盛入碗内,上笼屉蒸熟。火腿、香菇均切成与薏苡仁同样大小的颗粒。将以上几种辅料盛入盆内,加猪油 60 克,盐 1.5 克,胡椒粉 0.6 克拌匀,装入鸡腹内,鸡颈开口处和肛门均用竹签封严后,盛入盆内,上笼屉蒸两小时至九成烂,取出,沥干水,晾冷。用细竹签在鸡胸部、鸡腿部戳几个气眼。将铁锅置旺火上,下猪油烧至六成热,放入鸡炸至呈淡黄色时,捞出,抽出竹签,在鸡脯上均匀地用刀划成 3 厘米长的斜方刀口,盛入盘内,将麻油烧热,淋在鸡脯刀口处,与糖醋生菜,椒盐调料 2 碟一同上桌。有养心补肾,润肺健脾功效。适用于脾虚湿困,遗精,阳痿,遗尿等病症。见《滋补中药保健菜谱》。

【人参清汤鹿尾】加工鹿尾 200 克,人参 3 克,清汤 1 000 克,精盐 3 克,料酒 5 克,味精适量。人参切极薄片,用白酒浸泡法提取人参酒液 (人参片留用);鹿尾除骨,切成厚 0.6 厘米的金钱片。锅内放清汤,加料酒、精盐,再放鹿尾片、人参酒液,待沸,撇去浮沫,倒入大碗中,把人参片置于汤上,调入味精。宜秋冬季早晚空腹服。有大补元气，补肾壮阳功效。适用于肾虚腰痛，阳痿遗精，头晕耳鸣，倦怠乏力等症。阳盛之体及阴虚火旺者不宜用。见《滋补保健药膳食谱》。

【九香虫酒】九香虫 30 克，白酒 500 克。九香虫放入酒内泡 7 天。每服 10~20 毫升，每日 2 次。有补肾助阳，温脾止痛功效。适用于肾虚阳痿。阴虚阳亢者不宜用。见《中国药膳学》。

【刀豆炒腰片】刀豆 250 克，猪腰 1 对及调料适量。将猪腰撕去衣膜，居中对剖，去臊腺，用沸水冲淋后切成薄片，加适量酒、盐腌 15 分钟，拌上湿淀粉。在温油中爆香姜片，入腰片滑熟盛起。刀豆横切成片，放温油中煸炒透后加少量水煮沸，调味焖煮 3 分钟，下腰片炒匀，勾芡食用。有温胃益肾，止腰痛功效。可作为妊娠期妇女及中老年人之膳食。见《膳食保健》。

【三石浸酒】磁石 250 克，白石英（细研）400 克，阳起石 240 克。上药并捣碎，以水淘清后，用生绢袋盛，以酒 7 000 毫升浸，经 5 日，适量缓服。有益肾气，补虚损功效。适用于肾阳亏损症。见《太平圣惠方》。

【干姜羊肉汤】干姜 30 克，羊肉 150 克。羊肉切块，与干姜共炖至肉烂，调入盐、葱花、花椒面、味精。食肉饮汤。有温里散寒补虚功效。适用于脾肾阳虚之肢冷畏寒，腰膝酸软，小便清长，或下肢水肿，泄泻，带下量多，月经后期，小腹发凉等症。见《百病饮食自疗》。

【大建中汤】人参 9 克，干姜 5 克，花椒 3 克，饴糖 18 克。前 3 药水煎取汁，加入饴糖溶化后服。有健中温阳止呕功效。适用于脾胃阳虚，阴寒内盛之腹痛、呕吐、不能食等症。见《金匮要略》。

【广济钟乳酒】钟乳（研、绢袋盛）、薯蓣、五味子各 120 克，附子（炮）、甘草（炙）、当归、石斛、前胡、人参、生姜屑、牡蛎（熬）、枳实各 80 克，桂心 40 克，菟丝子 35 克，干地黄 200 克。上味切片，以绢袋盛，清酒 14 000 毫升渍之，春夏 3 日，秋冬 7 日。量性饮之，忌海藻、菘菜、猪肉、冷水、生葱、芜荑、生冷黏食等。有补肝肾功效。适用于治疗阳痿不起，滴沥精清。见《外台秘要》。

【女贞子桑葚煎】 女贞子、制首乌各 12 克，桑葚子 15 克，旱莲草 10 克。4 味水煎取汁。每日 1 剂，分 2~3 次服。有滋补肝肾功效。适用于肝肾不足之眩晕，须发早白等症。脾胃虚寒泄泻及阳虚者不宜用。见《中国药膳学》。

【五味粥】 羊腰子 3 对，羊肉 250 克，葱白 1 根，枸杞叶 500 克，大米 100 克。将羊腰子去筋膜，切片。羊肉洗净，切片；葱白切寸段；枸杞叶、大米洗净，依常法煮做粥。随意常食，每日 1 次。适用于阳事衰败，腰腿无力及男子五劳七伤等肾虚症。（验方）。

【水龟羊肉汤】 乌龟 1 只，羊肉 250 克。将乌龟与肉分别切块，加水适量，以文火炖汤后，放猪脂、食盐调味服食。有双补阴阳功效。适用于精血不足，肾阳虚衰，眩晕耳鸣，阳痿尿频，或小儿遗尿等症。见《食疗本草学》。

【玉延酒】 山药 500 克，米酒或高粱米酒 300 毫升。山药切片，入瓶内酒中，密存 2 个月。每日饭前和睡前饮 1 小杯。有强体添精，止遗功效。见《中国帝王媚药补酒》。

【龙马童子鸡】 海马 10 克，仔公鸡 1 只（约 1 000 克），虾仁 15 克，调料适量。净鸡入沸水略焯，剁成长方形小块，分装于 7 个碗内；海马、虾仁用温水洗净，浸泡 10 分钟，分放于鸡肉上，加绍酒、葱、姜、食盐、清汤各适量，上笼屉蒸烂；出笼后，拣去葱姜、翻扣；原汤倒在勺内，加绍酒、盐、味精各适量，沸后去浮沫，入淀粉着芡收汁，浇于鸡身上。每日服 1 份。有补肾壮阳功效。适用于肾阳不足，阳痿早泄，小便频数；妇女阳虚，带脉失约，白带清稀，绵绵不断，腰酸如折，小腹冷感，小便清长；老年体衰，神疲肢冷等症。见《中国药膳学》。

【兰花氽丸子】 鲜兰花 15 朵，猪瘦肉 100 克，芡实 5 克，莲子 5 克，鸡蛋 1 个，调料适量。将兰花洗净控干，放入盘内；芡实、莲子研粉；猪肉去筋膜，用刀背砸成细泥，置盆内，用鸡汤、葱姜水溜成糊，加芡实、莲子粉及精盐、味精、料酒、猪油、蛋清、湿淀粉，搅匀成馅；锅中注入清水，将肉馅挤成丸子放入凉水锅中，再移至火上烧氽熟，去浮沫，离火取另一锅注入清汤，烧沸后加精盐、味精、白胡椒面，去浮沫，并将氽好之丸子捞入锅中。淋上香油，撒上兰花。随意服食。有肾助阳功效。适用于前列腺炎所致之阳痿，遗精，早泄等症。见《华夏药膳保健顾问》。

【宁杞杜仲汤】宁杞 30~60 克，杜仲 30 克，白酒 250 毫升。宁杞、杜仲浸入酒中 3~5 天后饮服。每次服 15~30 毫升，每日 2 次。有补肾调经功效。适用于肾虚，月经先后无定期，量少色淡清稀，面色晦暗，头晕目眩耳鸣，腰膝酸软，小腹空痛等症。见《百病饮食自疗》。

【对虾酒】新鲜大虾 1 对，白酒（60 度）250 毫升。虾洗净，置瓷罐中，加酒浸泡 10 天后用，每日随量饮用。酒尽后，虾熟食。适用于性功能减退，阳痿、遗精等症。见《偏方大全》。

【百果酒】香橼、佛手各 120 克，核桃肉、圆眼肉、莲肉、橘饼、柏子仁各 477.5 克，松子仁 180 克，红枣 1 200 克，黑糖 286.5 克。浸入烧酒 4 775 毫升。酌量饮用。有益寿强身功效。见《寿世编》。

【芝麻丸】芝麻 250 克，早稻米 250 克，紫河车（胎盘）2 具。将胎盘漂洗干净，焙干，与前 2 味共研细末，炼蜜为丸。每次服 15 克。早晚各 1 丸。有益阴补阳功效。适用于肾虚阳痿、遗精等症。见《疾病的食疗与验方》。

【栗子桂圆粥】栗子 10 个，桂圆肉 15 克，粳米 50 克，栗子，与桂圆肉、粳米煮粥，熟烂后，加白糖。每次 1 剂，早晚温热服食。有补心肾，强腰膝功效。适用于心肾不足之心悸失眠，腰膝酸软等症。见《中国药膳》。

【党参红枣饮】党参 15~30 克，红枣 5~10 枚，水煎取汁。代茶饮。适用于心阳虚心悸，自汗，倦怠，气短，嗜睡，形寒肢冷，心胸憋闷，面色苍白，舌淡或紫暗，脉细弱或结代，或虚等症。见《饮食疗法》。

【健阳酒】当归、枸杞子、破故纸各 9 克，好烧酒 1 000 毫升。将上药研碎，用净布袋装好，放入酒中浸泡，容器封固，隔水加热半小时，取出容器静置 24 小时。适量饮用。适用于肾阳虚，精血不足，腰痛，遗精，头晕，视力下降等症。见《同寿录》。

【脂桃膏】补骨脂 300 克，胡桃仁 600 克，蜂蜜适量，黄酒 1 瓶。补骨脂用黄酒泡 1 日后，取出研细末，胡桃仁用温水泡后去皮捣如泥；蜂蜜入锅煎一二滚，将 3 味搅拌均匀。每日于饭前空腹用酒调服 1 汤匙，不饮酒者则用温开水调服。有补肾壮阳，乌发养颜功效。适用于中老年人膳食保健用。忌食芸薹、油菜，阴虚火旺者不宜用。见《寿世传真》。

【烤大虾】大虾 500 克，料酒 15 克，白糖 35 克，清汤 150 克，植物油 50 克，盐、葱、椒油适量。大虾去须、腿、虾枪，除去砂袋、挑除砂线，大的切 4 段，小的切 3 段；葱切段。油烧热，投入虾段和葱段，翻炒至虾变红色时，再加诸调料和汤，用文火煨烤至汤汁将尽时，加椒油。佐餐食用。有补虚开胃，益肾壮阳功效。适用于身体虚弱，气短乏力，不思饮食，面黄肌瘦；肾虚下寒，阳痿不起，遗精早泄等症状。见《滋补保健药膳食谱》。

五、安神益智类

【人参炖乌骨鸡】乌骨鸡 2 只（约 2.5 千克），人参 100 克，猪肘 1 斤，母鸡 1 只（约 1.5 千克），精盐、料酒、味精、葱、姜及胡椒粉适量。乌骨鸡宰杀后用沸水烫一下，去毛、斩爪、去头、去内脏、出水；人参用温水洗净；猪肘用刀刮洗干净，出水；葱切段，姜切片备用。砂锅置旺火上，加清水，放入母鸡、猪肘、葱段、姜片，煮沸后撇去浮沫，小火慢炖，至母鸡和猪肘五成烂时，将乌骨鸡和人参加入同炖，用精盐、料酒、味精、胡椒粉调味，至鸡酥烂。有补元气，益精血，益脾宁智功效。适用于神经衰弱、老年性咳喘、月经不调，功能性子宫出血及小儿发育不良等症。对体质虚弱、病后体虚者亦有补益作用。见《滋补中药保健菜谱》。

【干蒸湘莲】湘莲（莲子）180 克，糯米 100 克，豆沙馅（炒好）60 克，冰糖、白糖、桂花酱、猪油各适量。干莲子用温水稍泡，放入加少许食用碱的开水中（水不宜多，能浸过莲子即可），反复搓洗干净去掉红皮，再用温水换洗几次，去净碱味后捞出，切去两头的尖，捅去莲心，入开水中余煮一下捞出，放碗内，加开水及白糖少许，上笼屉蒸至六成烂时取出，晾凉备用。糯米用开水略余煮、捞出，再用大火蒸透，取出备用。扣碗内抹上猪油，把莲子孔向下码入碗内（由碗底向上码完）。冰糖砸碎，撒在莲子上；另外在糯米饭中加入猪油、白糖、桂花酱拌匀，取大部分放在莲子上摊平，入笼屉蒸（或隔水蒸）1 小时，取出后扣在盘内。每日 1 次，随量食。有补肾健脾，养心安神功效。适用于心脾肾不足之失眠、心悸、遗精、健忘等。健康人食用能增进食欲，增强记忆力，防病保健。见《家庭药膳手册》。

【干贝猪瘦肉汤】 干贝 50 克，猪瘦肉 200 克。干贝泡发好；猪瘦肉洗净、切块，同入锅内，加水煲汤，调入食盐。佐餐食。有滋阴补肾功效。适用于肾阴虚之心烦口渴，失眠多梦，夜尿多等症。见《家庭药膳手册》。

【大枣粥】 ①大枣 50 克（去核），粟米 100 克。水适量，将枣煮烂，去渣投米，煮粥食。有健脾益气，和中祛风功效。适用于脾胃虚弱，四肢沉重，虚羸少气，中风，惊恐虚悸，如人将捕之。见《圣济总录》。②大枣 10 枚，茯神 15 克，小米 100 克。先煮大枣及茯神，去渣，后下米煮粥。温食。有益气养胃，安神定志功效。适用于心脾两虚，神疲乏力，失眠心悸，精神恍惚。见《太平圣惠方》。

【小麦黑豆夜交藤汤】 小麦 45~60 克，黑豆 30 克，夜交藤 15 克。水煎取汁。每日 1 剂，2 煎分 2 次服。有滋养心肾，安神功效。适用于心肾不交之失眠、心烦等症。见《疾病的食疗与验方》。

【五元鹌蛋】 鹌鹑蛋 20 个，桂圆 10 个，白莲子 20 个，荔枝 10 个，黑枣 5 个，宁夏枸杞 6 克，冰糖 60 克，调料适量。莲子、桂圆、黑枣、枸杞用温水洗净，荔枝剥去壳，鹌鹑蛋煮熟剥去壳；

蒸钵内注入清水，下冰糖、精盐、桂圆、黑枣、枸杞、荔枝、莲子、鹌鹑蛋，上笼屉蒸30分钟，滗出原汁，并把鹌鹑蛋等原料转装平盆中；原汁勾清芡，放入鸡油，淋在鹌鹑蛋等上。有开胃益脾，养心安神功效。适用于心血不足之心悸失眠，健忘；脾虚之饮食减少，泄泻等症。比赛或考试前食用，可稳定情绪；中老年人常食，防老抗衰。见《家庭药膳》。

【乌龙戏珠枣茶】沧州金丝小枣，福建乌龙茶。有成品出售。将茶滤纸袋直接放入杯中，开水冲泡。代茶饮。有益智安神功效。适用于胃病，神经衰弱及各种慢性病。见《本草纲目》。

【心脾双补汤】龙眼肉、莲子、大枣各15克。水煎服。有健脾益气，养心安神功效。适用于心脾两虚，食欲不振，心悸怔忡自汗等症。见《食疗本草学》。

【玉竹心子】玉竹50克，猪心500克，调料适量。玉竹切成短节，用水稍润后。煎熬2次，收取药液约1 500毫升；破开猪心，洗净血水，与药液同置锅内，并加生姜、葱、花椒各适量，在火上煮至六成熟时，捞出稍晾，放于卤汁锅内，文火煮熟捞起，揩净浮沫；在锅内加卤汁适量，放食盐、白糖、味精、香油，加热成浓汁后，均匀地涂在猪心里外后食。有安神宁心，养阴生津功效。适用于热病伤阴，干咳烦渴，或阴血不足，心肾亏损，心烦不眠等症。为冠心病、肺心病、糖尿病及肺结核患者的保健药膳。见《大众药膳》。

【甘露酒】龙眼肉、红枣肉、葡萄、桃仁、当归、枸杞子、杜仲、熟地各120克，烧酒9 550克。上药浸入酒中数日。饮用适量。久用健身延年。见《寿世编》。

【四物肝片汤】羊肝200克，熟猪油12克，熟地10克，当归6克，川芎6克，白芍8克，炒枣仁6克，枸杞10克，精盐6克，旱莲草6克，味精2克，胡椒粉1克，水发木耳20克，绍酒2克，湿淀粉20克，黄花10克，酱油3克，鸡汤400克。中药去净灰渣，煎药汁，去沉淀。羊肝洗净，切薄片，加精盐2克，酱油、绍酒、湿淀粉调匀。炒锅置旺火上，加药汁、鸡汤、木耳、黄花，煮开后将木耳、黄花捞入汤碗内，肝片抖散下锅，汤开时，撇去泡沫，肝片浮出时，加盐、胡椒面、熟猪油、味精，盛入碗内。有补血养肝，明目安神，舒心理气功效。适用于夜盲症，眼花心悸，失眠，健忘，妇女月经失调等症。见《养生食疗菜谱》。

【生煸枸杞叶】枸杞叶6克，冬笋50克，水发冬菇50克，白糖6克，调料适量。冬笋、冬菇切成细丝，待锅中猪油七成热时下入，略炒后倒入枸杞叶，颠翻数下，加食盐、味精、白糖，再翻几下，起锅装盘。有养血安神，清热化痰功效。适用于血虚有热，心悸怔忡，烦热不眠；肺热咳嗽，痰黄黏稠；火毒目肿，疮疖，神经衰弱，气管炎及化脓性感染。常食有防癌之效。见《中国药膳学》。

【竹参心子】玉竹参50克，猪心500克，调料适量。玉竹参洗净，切米粒状，稍润，放锅内，煎煮2次，共取汁1500克；猪心剖开，洗净血水，与药汁、葱段姜末、花椒一起煮至六成熟，捞出晾凉入卤汁锅内，文火煮熟捞起，擦净；再将卤汁、盐、糖、味精、芝麻油加热成浓汁均匀地涂于猪心内外。有滋养肺胃，宁心安神功效。适用于心阴不足之惊悸心烦，失眠，多梦，健忘；肺阴不足之干咳，久咳；胃阴不足之烦渴，不思饮食等症。为冠心病、肺心病、糖尿病、肺结核患者之膳食。见《中国药膳学》。

【延龄聚宝酒】何首乌（赤白兼用）、生地（酒炒）、槐角子（炒黄色）、干菊花、茯苓、熟地、莲心、桑葚子各240克，天冬（去心）、石菖蒲、五加皮、苍术（米泔浸1宿）、枸杞子、黄精、细辛、白术、防风、人参、麦冬（去心）、苍耳子（炒）、肉苁蓉（酒浸）、沙苑子、天麻、白蒺藜、甘草（炙）、牛膝、杜仲（姜汁炒）各120克，当归60克。上药入绢袋内，用无灰好酒10000毫升浸渍，春10日，夏7日，冬14日。每次服15毫升，五更空腹服，午间再服。忌生冷、生葱、生韭腥、白萝卜。将药渣取出后晒干研末，炼蜜丸，如梧桐子大。每次服50丸，空腹无灰酒送服。有益智耐老，清心明目，乌须黑发功效。见《济阳纲目》。

【合欢花粥】合欢花干品30克（鲜品50克），粳米50克，红糖适量。同入砂锅内，加清水 500 毫升，文火煮粥稠。每晚于睡前 1 小时空腹温服。有安神解郁，活血，消痈肿功效。适用于愤怒忧郁，虚烦不安，健忘失眠等。见《家庭药膳手册》。

【羊头肉方】白羊头去毛、洗净，加葱、姜、黄酒、盐、味精等调料煮熟，吃肉饮汤。有补虚益损功效。适用于风眩、羸瘦，小儿惊痫，五劳七伤，心虚惊悸等症。见《食医心鉴》。

【羊心大枣汤】羊心 1 具，大枣 15～20 枚。羊心洗净，切片。大枣洗净掰开。2 味加水适量煮至羊心熟烂。食肉与大枣，饮汤。有补益气血，宁心安神功效。适用于气血两虚，心悸症。见《补品补药与补益良方》。

【壮味酒】五味子 955 克，米酒或高粱酒 3 000 毫升。五味子晒干后与酒同入瓶内密存 4 个月。每日饭前及睡前饮 2～3 小杯。有镇静安神，补肾壮阳，滋养回春功效。心、肝、肺有病禁用。见《中国帝王媚药补酒》。

【江珧柱猪瘦肉汤】江珧柱（干贝）30～50 克，猪瘦肉 200 克。加水炖汤，食盐调味。佐餐。有滋阴补肾功效。适用于肾阴虚心烦口渴，失眠，多梦，夜尿多等症。见《饮食疗法》。

【安神茶】①龙齿 9 克，石菖蒲 3 克，白糖适量。龙齿煅过，研碎；石菖蒲切碎，同用水煎服。每次服 1 剂，每日 1 次，代茶饮。有安神功效。见《慈禧光绪医方选议》。②茯神（研）、枣仁（炒、研）各 10 克。同煎，冲朱砂末 1 克。代茶饮。适用于心气不足所致的虚烦不眠。见《光绪皇帝代茶饮方》。

【冰糖百合】百合 150 克，青梅 30 克，冰糖 150 克，白糖 100 克，桂花少许。百合洗净，蒸透；锅中加清水 400 毫升，放入冰糖、桂花，加热，待糖化汁浓时，加百合、青梅。有清心安神，润肺止咳功效。适用于热病后神志不安，虚烦不寐，惊悸，肺虚久咳，干咳咽痛等症。见《滋补保健药膳食谱》。

六、开胃消食类

【二藤健脾糕】旋花根 150 克，鸡矢藤 60 克，粳米 250 克，白糖 250 克。将前 3 者共研细末，混匀后加白糖，用水适量揉成面团，切块或搓揉成小团块，蒸熟。分顿随量食。有健脾消食功效。适用于小儿疳积，消瘦食少等症。见《食疗本草学》。

【八宝豆腐】豆腐、桂花、蘑菇、香草、花生仁、瓜子仁、胡桃仁、芝麻油、酱油、葱、盐各适量。将豆腐油煎；蘑菇摘洗净；三仁入油中炸透备用。把豆腐倒入砂锅内，加蘑菇、香草、三仁，调入酱油、精盐、葱花煮沸，最后撒上桂花、浇上芝麻油。有开胃，助消化功效。适用于老年人及消化功能不良者常食。见《食用菌饮食疗法》。

【九龙根茶】干九龙藤根 10 克，人字草 6 克，开水浸泡。代茶饮。有消积健脾功效。适用于小儿疳积。见《广西中草药》。

【三消饮】炒麦芽、炒谷芽、焦山楂各 10 克，白糖 30 克。前 3 味水煎 15 分钟取汁，用纱布过滤，调入白糖。趁热服。每日 2～3 次。有消食化滞功效。适用于食积停滞之脘腹痞满，嗳气吞酸，腹胀时痛等症。见《中国药膳学》。

【大山楂丸】山楂 960 克，麦芽、神曲各 140 克，白糖 840 克，蜂蜜适量。将前 3 者共研为细末，加白糖，混合均匀，炼蜜为丸，每丸重 9 克。每次服 1 丸，温开水送下。有消食化积功效。适用于消化不良，食积不化等症。见《食疗本草学》。

【大米胡萝卜粥】胡萝卜约 250 克，粳米 50 克。将胡萝卜洗净切片，与大米同煮粥。空腹食。有宽中下气，消积导滞功效。适用于小儿积滞，消化不良。见《寿世青编》。

【山楂蛋糕】山楂糕 625 克，冻粉 22 克，鸡蛋清 180 克，白糖 750 克。将冻粉放在盆内，用清水浸泡 2 小时，洗净除去水分，放锅内，加清水 740 克烧开，待冻粉溶化后，加白糖，白糖溶化后离火、过滤，再倒入锅内保持烧开的温度备用。山楂糕切成长条。把鸡蛋清放入干净的蛋糕桶内，打成泡沫状，再慢慢倒入冻粉糖液，边倒边搅，搅匀后分成 2 份，一份要保持五六成的热度，另一份稍凉后倒入消毒干净的长方盘内摊平，摆上山楂糕条；再把另一份倒入摊平，待完全凉后先切成条，再把每条斜刀切成块。随时服用，夏秋季尤宜。有消食化积，健脾散瘀功效。适用于消化不良症。健康人食用能增进食欲，并能预防冠心病。见《家庭药膳手册》。

【小儿七星茶冲剂】薏米、谷芽各 6 250 克，山楂 3 125 克，淡竹叶 4 688 克，钩藤 2 344 克，蝉蜕、甘草各 781 克，蔗糖适量。将上药制成深色的颗粒，装瓶，每瓶 7 克。每次服半瓶~1 瓶，开水冲服，代茶饮。有消积导滞，安神功效。适用于小儿消化不良，不思饮食，小便短赤，夜睡不宁。见《全国医药产品大全》。

【马蹄煲猪肚】马蹄（荸荠）15 克，猪肚 200 克。马蹄洗净、去皮、切片；猪肚洗净，切成小块；同煮熟。淡食或低盐服食。有健脾化积，益气消肿功效。适用于食积腹满，肝病腹水，肾病水肿等。见《本草经疏》。

【马兰莱菔子汤】鲜马兰（全草）60 克，莱菔子 15 克，焦米（粳米炒焦）10 克。将鲜马兰洗净，与莱菔子、焦米水煎。饮汤。有消食、除胀、止泻功效。适用于饮食过度，消化不良，胀满腹泻等。见《食疗本草学》。

【天竺叶茶】天竺叶 3~6 克。水煎。代茶饮。有消积导滞功效。适用于小儿疳积。见《本草纲目拾遗》。

【无花果粥】无花果粉 20 克，南粳米 50 克。秋季采收无花果果实，放开水中略烫后，取出晒干，研成细粉；南粳米加水煮作稀粥，待粥将成时，调入无花果粉，改用文火稍煮片刻。每日早晚温热服食，5~7 天为 1 疗程。适用于消化不良，久泻不止，慢性肠炎，痢疾，咽喉肿痛，痔疮肿痛，出血等症。若平素有脾胃湿热、胸闷、舌苔厚者不宜服食，外感发热者应停食。见《常见病食疗食补大全》。

【木鳖榧子夜明砂散】鸡肝 4 具，榧子、木鳖各 3 克，夜明砂 6 克。将榧子、木鳖、夜明砂炒枯至黑褐色为度，研成细末，分成 4 份，与不沾水之 4 具鸡肝（雄鸡经阉割的鸡肝）分别同蒸，熟后食用。每服鸡肝 1 具。有消疳化积，养肝明目功效。适用于小儿疳积，不思乳食，虚弱羸瘦，面黄发枯，目暗等症。服后忌喝茶或吃糖果。见《疾病的食疗与验方》。

【五香散】炒芡实、炒扁豆、炒玉米、炒黄豆各等份。焙鸡内金 1/4 份。共研极细末，和匀，置干燥处贮藏备用。每次服 15～30克，温开水送服，每日 3 次。可连服 1～2 个月。有消食导滞功效。适用于小儿乳食积滞，吐乳泄泻，大便臭腐，烦躁啼哭等症。见《百病饮食自疗》。

【瓦楞子蒸鸡肝】瓦楞子 10 克，鸡肝 1 副，调料适量。瓦楞子研成细粉，鸡肝切片，二者与葱、姜、盐、黄酒，同置碗内拌匀，上笼屉蒸至鸡肝熟，加味精。有化痰消积，补肝养血功效。适用于肺痨及小儿疳积等症。现亦用于淋巴腺结核。见《家庭食疗手册》。

【止疟果】鲜马蹄（荸荠）、白酒各适量。将马蹄洗净，连皮浸泡于好酒（高粱酒、米酒、薯酒均可）中 30 天。食时，取出马蹄去皮，细嚼慢咽，每次服 3～7 枚，每日 1 次，连服 3～5 天。有开胃下食，导滞消积功效。适用于食欲不振，大便干硬等症（原治疟疾不思饮食，食则胀满不下者）。不饮酒者少食。见《串雅外编》。

【内金煮黄鳝】黄鳝 1 条，鸡内金 10 克。黄鳝去内脏后切段，同鸡内金加水共煮，熟时加酱油调味服食。有补虚消积功效。适用于小儿疳积，纳食甚少，面色萎黄形体消瘦，肚胀腹大，精神不振等症。见《食物与治病》。

【牛肝君子汤】牛肝 100 克，使君子仁适量（按小儿年龄计算，每岁 1 枚）。二味同捣烂，加水及油盐少许，煮熟食用。空腹服用，每日 1 次。连服 2～3 日。有杀虫消疳，补虚扶正功效。适用于蛔虫等引起的虫积腹痛，小儿疳积等症。见《中国药膳学》。

【玉蜀黍饭】玉蜀黍（玉米）适量，淘净后放入搪瓷盆内，加清水适量，上笼屉蒸 40～50 分钟。做早晚餐。每日 2 次。功能调中开胃。适用于胃中积热，厌食等症。见《饮食辨录》。

【加味三仙茶】焦三仙 18 克，鲜橘红 3 克。水煎半小时取汁。代茶徐饮。有消积化滞，理气止咳功效。适用于消化不良，嗳气吞酸，食积，酒伤，风寒咳嗽等症。见《滋补保健药食谱》。

【消积导滞老人小孩健脾良方】小山楂去核，大麦粉去皮炒熟，白高粱米炒熟各500克，混合均匀。每次服30克，加入白糖适量。开水调服。有消食化积，开胃和中功效。适用于食积不化，脘腹胀满，消化不良，不思饮食。见《集验良方》。

【西洋药酒】红豆蔻（去壳）、煨肉豆蔻（面裹煨，用粗纸包压去油），白豆蔻（去壳），高良姜（切片，焙），甜肉桂（去桂皮）、公丁香各20克，研净细末，戥准5分，白糖霜120克，鸡蛋清2个，烧酒500克。白糖霜加水1碗，入铜锅内煎化，再入鸡蛋清，煎10余沸，入于烧酒，离火置稳便处，将药末入锅内打匀，以火点着烧酒片刻，即盖锅火灭，滤去渣，入瓷瓶内，用冷水冰去火气。适量饮用。有暖脾温胃，理气消积功效。适用于脾胃虚寒，气滞脘满，进食不化，呕吐恶心，腹泻作痛等症。见《冯氏锦囊秘录》。

【曲米粥】神曲10～15克，粳米60克。将神曲捣碎，煎汁去渣，煮粳米为粥。每日1～2次。2～3天为1疗程。有健脾胃，助消化功效。适用于消化不良，食积，嗳腐吞酸，脘闷腹胀，大便泄泻等症。见《多能鄙事》。

【羊肉萝卜汤】羊肉1 000克，草果5克，豌豆100克，萝卜300克，调料适量。羊肉洗净，切成2厘米见方的块；豌豆淘洗净；萝卜切成3厘米见方的块；将羊肉、草果、豌豆、姜放于锅内，加清水适量，用武火煮沸后，转用文火煮1小时，再放萝卜块煮熟，加香菜、盐。有补中益气，行滞消食功效。适用于食积不消，呃逆胀满等症。见《饮膳正要》。

【冰糖话梅】乌梅250克，冰糖250克，白糖适量。先将乌梅洗净，放铝锅内，加水适量浸泡发透，加热煮至五成熟，捞出，去核，把果肉切成丁，再放入原液中，加入冰糖继续煎煮至七成熟，收汁。待冷，外面则撒上一层白糖，装瓶备用。每次1～2汤匙，开水冲化服用。有开胃、生津、安蛔、止痢功效。适用于食欲不振，消化不良，蛔虫性腹痛，泄泻，痢疾等症。可经常食用。见《随息居饮食谱》。

【红薯粉】红薯 1 小块。将红薯放在余火中烧透烤熟，研成细末。开水冲服。每日 1 次。有健脾胃，消积功效。适用于小儿疳积。见《家庭药膳手册》。

【红豆麦片糊】大麦片 100 克，赤小豆 50 克，白糖适量。大麦片用水浸透后，加清水煮半小时，再入赤小豆，用文火煮至稠烂，食时加糖。有健脾和胃，消胀散满，利水退肿功效。适用于脾胃不和，食积胀满，水肿等症。见《膳食保健》。

【红枣益脾糕】红枣 30 克，白术 10 克，干姜 1 克，鸡内金 10 克，面粉 500 克，白糖 300 克，发面、碱水适量。红枣、白术、干姜、鸡内金放入锅内，用武火煮沸后，转用文火煮 20 分钟，取汁，再将面粉、发面、白糖放盆内，加药汁、清水适量，揉成面团，待面发酵后，加碱水适度，做成糕坯，上屉蒸 15~20 分钟。做早晚餐。每日 1~2 次。有健脾益胃消食功效。适用于脾胃气虚，食欲不振，食后胀满或痛，消化不良，泄泻等症。见《中国药膳学》。

七、清热解毒类

【丁香酸梅汤】乌梅 500 克，山楂 20 克，陈皮 10 克，桂皮 1 克，丁香 5 克，白糖 500 克。乌梅、山楂逐个拍破，与陈皮、桂皮、丁香同装纱布袋中，扎口，放锅内，加水 2 500 克，武火烧沸，文火熬 30 分钟。去药袋，锅离火静置沉淀 15 分钟，滗出药汁，加白糖，日饮数次。有生津止渴，宁心除烦功效。适用于暑热烦渴，食欲不振，口燥舌干等症。为防暑清凉饮料，对肠炎痢疾患者有益。见《中国药膳》。

【七鲜茶】鲜藿香、鲜佩兰、鲜荷叶、鲜竹叶、鲜薄荷、鲜芦根、鲜石斛各 10 克。共切碎或捣为粗末，稍加水煎，去渣，取汁，代茶频饮。有清热生津功效。适用于小儿夏季热，口渴思饮。见《中医儿科临症浅解》。

【大飞扬草豆腐汤】大飞扬草 15~30 克（鲜者 30~60 克），豆腐 2~3 块。同入锅内，加水 2 碗半煎至 1 碗，少许食盐调味。饮汤食豆腐。有清热解毒通乳功效。适用于产妇排乳不畅，乳房胀痛，早期急性化脓性乳腺炎等。见《饮食疗法》。

【万寿果粥】万寿果 15～20 克，粳米 50 克。万寿果加水 200 毫升，煎至 100 毫升，去渣入粳米，加水 400 毫升，煮稀粥。每日 2 次温食或空腹顿服。适用于热病所致的烦渴，醉酒及酒精中毒等症。见《常见病食疗食补大全》。

【口蘑烧茭白】茭白 1 500 克，干口蘑 10 克，精盐、料酒、葱、姜、鸡油各 5 克，猪油 500 克（实耗 75 克），水淀粉 10 克，鸡清汤 200 克，白糖、味精适量。茭白剥去叶子，用刀削去根皮，洗净，切 3 厘米长的段，劈成 2 半，切成均匀的条；干口蘑温水泡软，洗净切片；葱切段、姜切片。猪油烧至五成热时下茭白条，滑透倒入漏勺中沥油。锅内留少许油爆香葱、姜，烹入鸡清汤，加诸料，沸后，撇净浮沫，捞出葱、姜，下入口蘑片、茭白条，勾芡，淋鸡油，调入味精。佐餐用。有清热除烦解毒功效。适用于热病烦躁，口渴，目赤，黄疸，痢疾等。脾胃虚寒，滑精，泄泻者不宜用。见《滋补保健药膳食谱》。

【木香黄连炖大肠】木香 10 克，黄连 5 克，肥猪大肠 35 厘米。木香、黄连研末放入猪大肠内，两头扎紧，炖肠至烂时去药饮汤食肠。有凉血止血，行气通腑功效。适用于血热肠风下血，血色鲜红，血出便前，痢疾等症。见《中国药膳学》。

【五汁饮】①梨汁、荸荠汁、藕汁（或蔗汁）、麦冬汁、鲜苇根汁各适量。同置锅内，加清水适量，沸后文火熬煮 30 分钟。代茶饮。有生津止渴，清热解毒功效。适用于热症伤津，烦热口渴，口吐白沫等症。见《温病条辨》。②梨汁、蔗汁、莱菔汁各适量，鲜石菖蒲汁 10 毫升，生姜汁 2 滴。五汁和匀，隔水炖。温服。有下气消滞，清热化痰功效。适用于气郁挟痰阻塞胃脘之痰膈，饮食入胃便吐黏涎，膈塞不通，便秘等症。见《重订通俗伤寒论》。③雪花梨 1 个，鲜藕 1 节，甘蔗 1 段，荸荠 15 个，水萝卜 1 个。甘蔗、荸荠、萝卜均去皮，连同梨、藕各自切碎，捣汁后混合，冷饮。有清泄胃火，滋养胃阴功效。适用于甲状腺功能亢进属胃中郁热者，多食善饥，渴喜冷饮，胃脘灼痛，口舌干燥，形体消瘦等症。见《疾病的食疗与验方》。

【内消浸酒】仙人掌草并苗 600 克，羌活（去芦头）80 克，杏仁（去皮尖研炒）80 克。前 2 味细锉，入研杏仁，以醇酒 10 000 毫升，于瓶内密封，7 日后取开。每日空腹暖饮 1 盏，临睡再服。有清热解毒功效。适用于风热毒气，结成瘰疬。见《圣济总录》。

【牛蒡粥】牛蒡根 30 克，粳米 50 克。牛蒡根煎 15 分钟，去渣留汁；与粳米同煮至粥成加白糖适量，调味。每日 2 次，早晚餐食。有益肺清热，利咽散结功效。适用于胃肺虚热，复感外邪，咽喉肿痛，咳嗽，咳痰不爽及麻疹未透等症。见《食医心鉴》。

【生膝地黄汤】白茅根，川牛膝、生地黄各 30 克，白糖适量。白茅根、生地、牛膝置锅中，加水 500 毫升，煎至 300 毫升，加白糖调匀，每次服 100 毫升，每日 3 次。有凉血清热，引血下行功效。适用于倒经，经期或月经前后衄血、吐血，色红量多，心烦易怒，口苦耳鸣，及经闭或月经量少等症。月经过多者不宜用。见《常见病的饮食疗法》。

【化斑粥】生石膏 30~60 克，玄参 10 克，犀角末 3~5 克（或水牛角 6~10 克），鲜荷叶半张，绿豆 30 克，白粳米 100 克。玄参、荷叶洗净，与石膏水煎取汁，再与粳米、绿豆煮粥，调入犀角末。每日分 2~3 次温服，有清热凉血解毒功效。适用于温病热在营血，高热口渴，烦躁不宁，肌肤出斑，甚或吐血、衄血等症。见《百病饮食自疗》。

【玄参青果茶】玄参 10 克，青果 4 枚。玄参切片，青果捣碎，煎水。代茶频饮。适用于急、慢性喉炎，咽炎，扁桃体炎。见《常见病验方研究资料》。

【兰花芙蓉鸡蛋羹】鲜兰花 6 朵，鸡蛋 1 个，百合 5 克，调料适量。兰花洗净控干放在盘内，百合用温水泡软后切碎末：鸡蛋打入碗内，搅散后加百合末、精盐、料酒、味精，搅匀后，旺火蒸 5 分钟后转小火蒸 3 分钟取出；炒勺内注入清汤，烧沸后加入味精、精盐、料酒、白胡椒面，去浮沫，放入兰花，淋入香油，倒在蒸熟的芙蓉上面。顿服。有滋阴润肺，清心安神功效。适用于热病后期，肺燥咳嗽，声音嘶哑及伏热心烦等症。见《华夏药膳保健顾问》。

【半边钱茶】鲜半边钱64～96克（小儿减半）。水煎，取汁。代茶频饮。适用于小便不通。见《泉州本草》。

【奶油冬瓜汤】冬瓜250克，黄油（或猪油50克），面粉30克，鸡汤500克，熟火腿肉25克，牛奶150毫升，调料适量。冬瓜切细条，加鸡汤煮熟；黄油烧融，入面粉炒匀，加牛奶成糊后，倒入已调味的沸汤中，撒上火腿末食。有利尿解暑，补虚扶弱功效。适用于感受暑热，烦热口渴，或身体虚弱，羸瘦乏力等症。亦可用作幼儿生长发育之营养佳品。见《膳食保健》。

【加减三石茶】生石膏15～30克，杏仁10克，通草6克，银花10克，鲜扁豆花8～10朵，西瓜翠衣30克。煎生石膏15分钟，再下余药同煎数沸，去渣，取汁。代茶频饮。有清热利湿功效。适用于暑湿弥漫三焦，身热面赤耳聋，胸闷脘痞，下利稀水，小便短赤，不甚渴饮等症。见《百病饮食自疗》。

【地胆头猪瘦肉汤】地胆头30克（鲜地胆头90克），猪瘦肉150～200克。加清水4碗，煎至2碗，加食盐少许调味。1日内分2～3次，饮汤食肉。有清湿热，利小便功效。适用于湿热淋痛，小便不利。见《饮食疗法》。

【杞果茶】杞果1只。碎块，加水适量，煎沸取汁。代茶饮。适用于晕舟船，小便不利，慢性咽喉炎。（验方）。

【芝麻叶茶】芝麻叶（干）15克。为粗末，沸水冲泡。代茶频饮。适用于中暑，头晕，身热，大汗，胸闷呕吐等。见《实用中药学》。

【芎劳酒】①芎劳、羌活（去芦头）、莽草、细辛（去苗叶）、甘草（炙锉）各40克，黑豆（炒）20克。粗捣筛，分8贴，每贴以酒1 000毫升，煎取50毫升。热含漱，咽亦无妨。适用于热毒风攻，口面歪斜，及偏风。见《圣济总录》。②芎劳、辛夷、天雄、人参、磁石、石膏、茵芋、桂心、秦艽、天门冬、柏子仁、山茱

萸、白头翁各 120 克，松萝、细辛、薯蓣、羚羊角、菖蒲、甘草各
80 克，云母（烧之令赤，末之为粉）40 克，防风 160 克。上 21 味
药，以酒 20 000 毫升渍 21 日。初服 20 毫升，渐加至 50 毫升，每
日 3 次。适用于头重，项僵，泪出，常哈欠，嗜睡，憎风。剧者耳
鸣，落眉，眼疼，吐逆，眩倒不自禁，诸风乘虚经，五脏六腑皆为
癫狂，诸邪病悉主之。见《备急千金要方》。

附录一　浙江省十大药膳
（四届）作品

第一届浙江省十大药膳作品

一、淳味十全暖锅

参评单位：淳安县万记淳菜府

（一）配伍组成

药材：覆盆子、淳黄肉、黄精；

鲜料：鱼片、雪花牛肉、河虾仁、乌骨鸡、猪肚、绣球菇、香菇、金针菇、绣针菇、竹荪等。

（二）制作工艺

1. 置锅将乌骨鸡、猪肚、黄精大火烧沸，改中火炖奶汁浓白汤后移至铜暖锅，加入覆盆子，调好味。

2. 河虾仁捣成茸加入淳黄肉，做成虾丸子。鱼片、雪花牛肉、绣球菇、香菇、金针菇、绣针菇、竹荪做成荤素拼盘。

3. 生火。先在灶孔内放些刨花点燃，然后轻轻压上木炭，用扇子扇得炭火微红，带拼盘上桌即可。

（三）特色与功效

特色：药膳搭配合理，汤汁奶白醇厚，原始古法烹制。

功效：具有补肝益肾，固精缩尿，强身健体之功效。

二、茯苓猪肚汤

参评单位：磐安县药膳产业协会

（一）配伍组成

主料：猪肚 800 克、嫩姜 100 克、茯苓（块）8 克、甘草 5 克、茯苓（粉）2 克、陈皮 1 克

辅料：葱 25 克、生姜 10 克

调料：水 1 300 克、料酒 250 克、盐 20 克

（二）制作工艺

1. 嫩姜清水洗净切成厚块，甘草、陈皮清洗净用水泡开，然后放入调料包装中备用。

2. 猪肚加盐、葱结用手搓洗猪肚后放入温水中清洗净。

3. 清净的猪肚放入锅中，加姜片、葱、料酒进行焯水。

4. 将焯水好的猪肚切成 2 厘米×7 厘米均匀长条块，再放入锅中加料酒进行焯水，水开去浮沫，然后放入清水中冲洗干净。

5. 嫩姜放在砂锅底部，再将焯水过的猪肚放入砂锅中，然后再加调料包、茯苓、水、料酒，用大火烧开，去浮沫，包上锡箔纸盖上盖子，把砂锅放到瓦片锅中，烧制成熟，最后，出锅前把调料包取出加盐调味，撒上茯苓粉即可。

（三）特色与功效

功效：健脾补虚，利水渗湿。具有护肝、提高免疫、抗衰老、利尿等作用。

三、皇家猪蹄煲

参评单位：温州名都皇家餐饮有限公司

（一）配伍组成

主料：猪蹄 1 000 克、黑豆 250 克

辅料：山药 30 克

药材：薏苡仁 15 克、茯苓 20 克、淡竹叶 15 克、枸杞子 10 克

调料：盐 10 克，冰糖 50 克，糯米酒 500 克

（二）制作工艺

1. 先将以上药材加水 300 克大火烧开，小火慢煮 30 分钟后，煎二次，共取 400 克的药露待用。

2. 将猪蹄剁成小块入锅氽水控干待用，黑豆用水泡 10 分钟待用。

3. 将氽过的猪蹄、泡好的黑豆，糯米酒、药露加调味料一起放入煲中，煲 1 小时左右即可装盘食用。

（三）特色与功效

特色：酥而不烂，肥而不腻，酒香、药香浓郁，营养丰富。

功效：此菜中猪蹄的胶原蛋白与黑豆的植物蛋白完美结合，再加以药材的浓香，使菜品的口味更加柔和，突出它们的特殊风味，具有健身除湿的养生功效。

四、江南鱼米之乡

参评单位：杭州胡庆余堂药膳餐饮有限公司

（一）配伍组成

主料：鳜鱼一条 2 斤

药材：西洋参 3 克、枸杞子 5 克、鲜铁皮石斛 20 克

（二）制作工艺

1. 鳜鱼洗净去骨、刺，捣成泥，做成米粒状。

2. 西洋参打成细粉。

3. 铁皮石斛榨成汁或切段。

4. 挑选优质宁夏枸杞子浸泡。

5. 锅上灶，加水适量，放入调料大火水烧开，放入鳜鱼米粒，稍煮调味，起锅装盘造型、融入前期处理好的药材即成。

（三）特色与功效

特色：菜肴色泽奶白色（铁皮切段）或菜肴色泽淡绿色（鲜铁皮石斛榨汁）口感细腻，口味鲜嫩、易消化、食之可口、营养丰富。

营养价值：滋阴润肤，清热生津。适用于面色枯黄，肤发干燥，疲惫乏力，生病后消化功能不佳者。

五、黄精乌鸡煲

参评单位：江山市中药材产业协会

（一）配伍组成

江山白毛乌骨鸡 1 只，九制黄精汤包。

（二）制作工艺

选用 2 年左右正宗江山白毛乌骨鸡，宰杀洗净，斩小块，用少量白醋、盐揉搓，放 15 分钟后用清水清洗干净。取一大的陶瓷碗，碗底放 3 片生姜、葱头，再逐一放入鸡块、九制黄精汤包，加料酒、适量盐，再将陶瓷碗放入蒸汽锅中，蒸汽锅下面清水中加入少量料酒，连续加热 1 小时即可。

（三）特色与功效

本品色香味效俱佳，观其色为黑，中医认为黑如肾，色黑者补肾；闻其香为特有醇香，既有江山白毛乌骨鸡特有的香味，又有九制黄精的甘香；尝其味为鲜甘；获其效为补气养血，补肾安神。

六、瓯越跳鱼干

参评单位：瓯越楼文化主题餐馆

（一）配伍组成

铁皮石斛、野生跳鱼干、本地鸡蛋、农家菜胆。

（二）制作工艺

1. 铁皮石斛榨汁备用。

2. 跳鱼干温水泡开去鱼刺。

3. 本地鸡蛋加姜末煎成蛋饼改出有形的花刀。

4. 手剥农家菜胆备用。

5. 准备工作就绪，起锅烧油，把准备好的跳鱼干和切好的蛋饼煎至香气扑鼻，然后加入准好的石斛汁和秘制浓汤一起烧，汤浓味美出锅。

6. 将菜胆焯水摆盘出品即可。

（三）特色与功效

功效：石斛具有疏清虚热、滋养阴津、护肝利胆、滋养肌肤的功效。

特色：野生跳鱼干个大肥美，经过特殊手法晾晒的跳鱼干使 45% 的蛋白质得到充分浓缩。两者结合使跳鱼干口感更加爽滑，汤料味道更加鲜甜，因为，采用的是淡晒方式所以健康营养。

菜品特点：跳鱼干肥大，汤鲜，石斛味鲜甜醇厚，鲜香扑鼻。此菜在当地被誉为新派药膳佳肴，更是大众茶余饭后津津乐道的话题。

七、磐安黄精元蹄

参评单位：磐安县湖滨酒楼

（一）配伍组成

主料：猪蹄 1 500 克

辅料：制黄精 100 克、板栗适量

调料：葱 20 克、料酒 100 克、白糖 20 克、盐 10 克

（二）制作工艺

1. 将制黄精放入容器加水蒸 1 小时。

2. 把猪蹄进行去细毛处理。

3. 猪蹄改刀成大小均匀的段，进行焯水。

4. 锅内加入少许油，白糖熬制出气泡，加入黄精水和猪蹄、板栗、料酒、盐、葱大火烧开转小火慢炖 2 小时即可。

制作黄精必须九蒸九制。猪蹄须小火焖制。

（三）特色与功效

功效：健脾补肾，益气养血，降血糖，降血脂，降血压，延缓衰老等。曾被李时珍誉为"宝药"。

特色：色泽红亮，肉质坚弹，黄精入味，蹄香入里。

八、乾隆太极饭

参评单位：杭州广兴堂中医文化保健有限公司

（一）配伍组成

黑米 50 克、香白米 50 克、黑枣 1 颗、白莲 1 颗，鲍汁适量。

（二）制作工艺

1. 黑米、香米分别蒸熟。

2. 用模具制成太极图的形状，把黑米饭、香米饭分别放在"S"形的隔线两侧。

3. 把黑枣与莲子分别蒸熟，黑枣放在香米饭中间，莲子放在黑米饭中间。

4. 备鲍鱼汁少许，吃饭时淋在饭上调味。

（三）特色与功效

功效：具有宁心安神，补气养血的功效。

九、羊蹄甲鱼冻

参评单位：磐安县药膳产业协会

（一）配伍组成

主料：羊蹄 500 克、甲鱼 500 克、干姜 15 克、大枣 5 颗

辅料：葱 20 克、生姜 10 克

调料：水 3 000 克、料酒 30 克

（二）制作工艺

1. 红枣清洗干净，用水泡发；干姜刷洗干净，放到水中浸泡 10 分钟备用。

2. 剪去甲鱼嘴巴部分，然后和羊蹄一起清洗干净，切成正方块。

3. 锅中加入水、葱结、生姜块、料酒将甲鱼和羊蹄分别进行焯水，中间都要去除浮沫，焯完水以后冲洗干净。

4. 甲鱼和羊蹄放入砂锅中，加入水，用大火烧开，沸后去浮沫，再转小火炖 5 小时后，将汤过滤到长方盘中，凝结成冻，切成大小均匀的块放入盘中即可。

（三）特色与功效

特色：冻体晶莹剔透，呈菜美观，营养丰富。

功效：补肾益精，温中散寒。具有保护胃黏膜、护肝、提高免疫、促进血液循环、抗骨质疏松等辅助作用。

十、子恺乡恋

参评单位：桐乡市石门新天泽沈院饭店

（一）配伍组成

药材：杭白菊

鲜料：水乡稻田蟹、白水鱼

辅料：黄酒、生姜、土鸡蛋蛋清、黑豆、枸杞、莲子

（二）制作工艺

一蟹三吃

醉热蟹：

1. 蟹用毛刷洗净，捆扎。

2. 黄酒中加入冰糖、酱油调味。

3. 把捆扎好的蟹放入黄酒中浸泡 1 小时。

4. 将蟹在杭白菊中汁中浸泡 30 分钟，把浸泡好的蟹带汤汁蒸 20 分钟至熟。

蟹斗：

1. 将蟹蒸熟，剔出蟹肉，加入生姜末炒制，放入调好的杭白菊汁拌匀。

2. 白水鱼肉去刺打成茸，鸡蛋打成蛋泡糊，依次把蟹肉、鱼茸装入蟹斗，蛋泡糊封口，上笼屉蒸熟。

蟹黄养生粥：

把剔出的蟹黄加入姜汁黄酒调制糊状，放入稻米养生黑豆熬制半小时，再放入菊花熬制 20 分钟，出锅前 5 分钟放入枸杞。

（三）特色与功效

特色：肉质鲜美回味悠长，滋补养生。

功效：清热去火、润肠通便、降压、降脂、强身，丰富的蛋白质及微量元素能大大提高人体免疫力。

第二届浙江省十大药膳作品

一、黄芪当归牛筋汤

参评单位：磐安县湖滨酒楼

（一）配伍组成

主料：牛筋 250 克

辅料：鸽子 250 克，生姜 30 克，姬松茸 10 克

药材：当归 5 克，黄芪 5 克

调料：酒 50 克，小葱 30 克，盐少许

（二）制作工艺

1. 将牛筋放入清水中浸泡 24 小时，当归、松茸菌放入清水中浸泡 1 小时。

2. 将牛筋、鸽子、当归、黄芪、松茸菌清洗干净。

3. 将浸泡好的牛筋，切成大小均匀的段。

4. 鸽子改刀切成大小均匀的块。

5. 将切好的牛筋和鸽子，分别进行焯水。

6. 将牛筋、鸽子、当归、黄芪、姬松茸等放入容器中，加入水、葱、生姜、料酒、盐，大火烧开后加盖转小火，慢炖 6 小时。

（三）特点与功效

药膳特点：口感松软，香味浓郁。

功效作用：此药膳补气活血，强壮筋骨。适用于体质虚弱人群。

二、茯苓馒头

参评单位：磐安隐野膳食管理有限公司

（一）配伍组成

主料：面粉 450 克

辅料：水 210 克、白糖 50 克、奶粉 30 克、自制酵母 20 克

药材：茯苓粉 50 克、山药泥 20 克

（二）制作工艺

1. 将茯苓、山药、面粉混合，加水搅拌均匀，加入辅料搅拌 5 分钟。

2. 揉面 10 分钟，静止醒发 30 分钟。

3. 继续揉面 10 分钟，切成 75 克面块，搓圆，放蒸汽炉醒发 1 小时。

4. 蒸 15 分钟即可出锅。

（三）特点与功效

药膳特点：茯苓馒头其形丰满浑圆，细白如雪；其味食之香甜，嚼之筋道。

功效作用：此药膳健脾利湿，适用于一般人群。

三、石斛猪肚鸡

参评单位：磐安方前道地小吃开发有限公司

（一）药膳配伍

主料：猪肚 28 克，土鸡或乌鸡（1 年）块 28 克

辅料：生姜 15 克，桂圆 2 颗，莲子 6 颗

药材：铁皮石斛 15 克，蛹虫草 3 克

调料：水 410 克，竹盐少许

（二）制作工艺

1. 将桂圆、莲子、铁皮石斛、生姜、蛹虫草洗净备用。

2. 将肚片炖 6 分熟、切片备用。

3. 鸡块大火烧沸去浮沫。

4. 将以上食材，装入小罐放入大缸中，竹炭大火炖 2 小时，再转小火慢炖 4~5 小时即可。

（三）特点与功效

药膳特点：肉酥味鲜、汤浓香醇、营养丰富。

功效作用：此药膳健脾益胃，适用于脾胃虚弱人群。

四、芝斛太极羹养生盅

参评单位：浙江寿仙谷医药股份有限公司

（一）配伍组成

主料：猪仔排 500 克

药材：灵芝粉 10 克、鲜铁皮石斛汁 30 克、灵芝片 10 克、枸杞 10 克、胎菊 5 克

调料：冰糖 30 克、盐少许

（二）制作工艺

1. 将冰糖加水后烧开，淋入水淀粉勾芡，取鲜铁皮石斛榨出的纯汁，倒入锅中搅拌均匀成石斛羹。

2. 将冰糖加水后烧开，淋入水淀粉勾芡，再将灵芝粉用冷开水泡好，倒入锅中搅拌均匀。

3. 将灵芝羹和铁皮石斛羹分开盛放于太极图形的瓷盘中。

4. 将锅中加水烧开，排骨放入去血水，1 分钟后捞起，用清水洗净后放入炖盅，并加入灵芝片、胎菊、枸杞、水。

5. 将锅内加水适量，再将炖盅放入锅中，盖上炖盅盖和锅盖，烹饪约 30 分钟，开盖加入适量的盐调味，然后取瓷盅分装成 10 小份。

（三）特点与功效

药膳特点：清而不腻，软香可口。

功效作用：此药膳清补与温养结合，适用于一般人群。

五、黄帝常春煲

参评单位：丽水市婆媳炊烟餐饮有限公司

（一）配伍组成

主料：缙云麻鸭 1 000 克

药材：薏苡仁 100 克

辅料：竹荪 50 克、南瓜、青菜梗、枸杞若干

调料：黄酒 50 克、生姜 20 克、盐少许

（二）制作工艺

1. 将麻鸭切块剁好；竹荪泡软做成葫芦状，南瓜雕刻成铜钱状，青菜梗刻成花状，枸杞泡软备用。

2. 麻鸭焯水洗净，装入砂锅中，加入薏苡仁、酒、姜、水大火烧开，转为小火炖 3 小时。

3. 待麻鸭烧酥烂，依次放入竹荪、南瓜、枸杞、菜梗，煮开。加入少许盐调味，分放入盅碗内。

（三）特点与功效

药膳特点：鸭肉质酥，米仁香糯，汤鲜而不腻，菜品色形佳。

功效作用：调补脾胃，解毒利湿。适用于一般人群。

六、包氏羊肉

参评单位：浙江龙泉唯珍堂农业科技有限公司

（一）配伍组成

主料：龙泉山羊肉约 2 500 克

药材：老姜 250 克、当归 20 克、肉桂 20 克、花椒 20 克

调料：黄酒 500 毫升、义乌红糖 50 克、山茶油 150 毫升、食盐与酱油适

量（黄酒、酱油均为传统发酵）

（二）制作工艺

1. 山羊去毛洗净，切块。

2. 山茶油倒入锅内熬熟。生姜下锅，翻炒，随后倒入切好的羊肉，加肉桂、花椒、红糖、黄酒，多次翻动搅拌均匀，大火烧开转文火烧至 1 小时左右。

3. 将当归、盐、酱油加入，再焖 30 分钟后起锅。

（三）特点与功效

药膳特点：香气浓郁、汤汁透亮浓厚、肉质鲜嫩爽口。

功效作用：具有温中补虚功效，适用于体质虚寒人群食用，如冬季怕冷、产后体虚、女性宫寒等。此药膳不适用于阴虚火旺、湿热体质者，有外感疾病、积食等也不适用。

七、黄金鱼头

参评单位：浙江千岛湖鱼味馆有限公司

（一）配伍组成

主料：有机鳙鱼一条 4 000 克
辅料：南瓜 100 克、娃娃菜 5 朵、生姜 10 克
药材：黄精 50 克、枸杞 3 克
调料：盐、白酒少许

（二）制作工艺

1. 将有机活鳙鱼宰杀，取鱼头洗净备用，南瓜蒸熟捣泥待用，干黄精泡发，切成小颗粒待用。

2. 鱼身洗净，刮取鱼肉茸，按 1：1 的比例加水，搅拌至黏稠状，加入黄精颗粒混匀，捏出鱼丸，上锅蒸 1 小时，备用。

3. 锅中加入清水，大火烧开后放入鱼头，加入生姜、白酒少许，用大火炖制汤汁呈乳白色，改用小火炖制。

4. 待汤汁浓稠时，加入娃娃菜、枸杞子，将南瓜泥放入细漏中使汤汁金黄色，加入鱼丸，即可起锅。

（三）特点与功效

药膳特点：色彩宜人、鱼肉鲜美、汤汁醇香。

功效作用：补虚养阴之功效，适用于一般人群，不适用于外感疾病、积食以及湿热、痰湿体质者。

八、桑塘鸭

参评单位：湖州荻港徐缘生态旅游开发有限公司

（一）配伍组成

主料：3~5 年老鸭一只 1 500 克

药材：秋桑叶 50 克

调料：纯净水 1 500 克、啤酒 300 克、花雕酒 50 克、盐少许

（二）制作工艺

1. 老鸭，宰杀好洗净待用。

2. 将宰杀好的老鸭整只放入炖锅。

3. 加入花雕酒、啤酒、干桑叶，加入纯净水 1 500 克，隔水炖约 3.5 小时。

4. 出锅后按个人口味添加少许调料即可。

（三）特点与功效

药膳特点：鸭肉酥烂，汤汁浓厚，香郁扑鼻。

功效作用：此药膳清热润燥，适用于一般人群，尤其适合在秋季天干物燥时食用。

九、黄芪桂圆炖鱼胶

参评单位：温州名都皇家餐饮有限公司

（一）配伍组成

主料：鲜鳘鱼胶 300 克

辅料：桂圆 12 个

药材：黄芪 50 克、枸杞子 10 克

调料：糯米酒 200 克，冰糖 50 克，生姜 2 片，盐少许

（二）制作工艺

1. 将黄芪、枸杞子加水 300 毫升大火烧开，小火慢煮 30 分钟后，煎二次，取约 400 毫升的药汁待用。

2. 将鱼胶去油后剪开鱼胶洗净里面的血筋，剪成 3 厘米长、2 厘米宽的

段待用；桂圆去壳用水泡 10 分钟待用。

3. 将药汁、泡好的桂圆、糯米酒、生姜一起放入煲中烧开后，加入鳖鱼胶煲 1 小时左右，加入冰糖即可装盘食用。

（三）特点与功效

药膳特点：香甜可口，绵糯爽口

功效作用：此药膳补益虚损，适用于体质虚弱者。患有急性外感疾病、积食，以及湿热体质、痰湿体质人群不适合食用。

十、石斛花炖香鱼

参评单位：天台温泉山庄

（一）配伍组成

主料：养殖香鱼 10 条（1 500 克）

药材：干制石斛花 2 克

调料：葱、姜、料酒、盐少许

（二）制作工艺

1. 干石斛花用少量水浸泡 2 分钟，稍后连花带水一起放入鱼汤中。

2. 热锅下猪油，放入香鱼两面略煎，加入葱、姜、料酒、开水和石斛花水，大火煮开，中火炖 5 分钟，放入石斛花略煮 1 分钟即可。

（三）特点与功效

药膳特点：汤浓肉嫩、鲜美可口

功效作用：此药膳一般人群均可食用。

第三届浙江省十大药膳（菜肴）作品

一、人参玉竹食补鸭

参评单位：温岭食补堂餐饮有限公司

（一）配伍组成

主料：家养老鸭 1 250 克

药材：芡实 30 克、人参 15 克、玉竹 12 克、蛹虫草 10 克、枸杞 10 克、

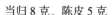

当归 8 克、陈皮 5 克

　　辅料：姜 20 克、老酒 50 克

　　调料：盐 10 克

（二）制作工艺

1. 选择优质家养老鸭，切块焯水，放入土罐。

2. 把芡实、人参、玉竹等药材放入罐中。

3. 加适量老酒、老姜、山泉水。

4. 罐口盖上粽叶，用吸油纸包裹扎紧，最后用混合粗糠的黄泥巴封口。

5. 在自主研发的电热柜放入粗海盐，再将土罐埋入盐中。

6. 煨制 6 小时后，打开封口，即可食用。

（三）特点与功效

药膳特点：汤色金黄、醇香浓厚、鸭肉酥烂、营养丰富。

功效作用：具有滋阴补虚、健脾益肾的功效。适合阴虚、体虚人群食用；不适合虚寒体质者食用。

二、黄精白鹅煲

　　参评单位：江山市中药材产业协会

（一）配伍组成

主料：江山 3 年大白鹅 1 500 克

药材：九制黄精 80 克、衢陈皮 15 克

辅料：生姜 3 片、仙霞黄酒 20 克

（二）制作工艺

1. 将白鹅切块，白醋、盐腌制 15 分钟；清水漂净，沥干水分待用。

2. 将黄精、陈皮加水 1 500 毫升，大火烧开，文火煮 15 分钟，去渣取汤备用；药渣用纱布另包。

3. 生姜放入砂锅底，再将鹅块、仙霞黄酒、黄精陈皮汤、药包放入砂锅，大火烧开，转小火慢炖 3 小时，取出药包即成。

（三）特点与功效

药膳特点：汤色红褐、香味醇郁、味道甘鲜。

功效作用：具有补益虚损、理气和胃的功效。适合体质虚弱者食用；不

适合急性热性病、食积者食用。

三、黄精临岐鸡

参评单位：淳安县临岐镇郑燕餐厅

（一）配伍组成

主料：土鸡 1 250 克左右

药材：黄精 20 克、枸杞 10 克

调料：盐 5 克

（二）制作工艺

1. 土鸡洗净，与药材一起装入汤瓶或砂锅中。

2. 加入山泉水，小火炖煮，中途添水，加盐调味。

3. 炖煮 6 小时后出锅。

（三）特点与功效

药膳特点：汤色金黄、香味浓郁、滋味鲜美、肉质酥烂。

功效作用：具有补益脾肾、益气养阴的功效。适合一般人群食用；不适合急性外感热病、食积者食用。

四、荷莲养生鸭

参评单位：丽水市中医院

（一）配伍组成

主料：鸭 1 只约 1 000 克（取自于荷田共养 2 年以上生态养生鸭）

药材：干荷叶 6 克、处州白莲干（磨粉）10 克、黄精 10 克、甘草 3 克、畲药食凉茶 2 克

辅料：葱 30 克、生姜 50 克、大蒜 20 克、洋葱 50 克、香菜 20 克、芹菜 50 克

调料：海天鲜味生抽 100 克、老抽 10 克、冰糖 10 克、鱼跃黄酒 50 克、鸡精 5 克

（二）制作工艺

1. 鸭子杀好洗净待用；起锅放入冷水，加入鸭子，水沸 3 分钟，取出用清水洗净。

2. 荷叶、畲药食凉茶布袋包放入锅中，加入清水 300 毫升，水开后改小

火煎煮 10 分钟，备用。

3. 起锅加入适量调和油，下葱、姜、蒜、洋葱、香菜、芹菜炒至香味出，加入适量冷水。

4. 放入鸭、黄精、甘草、海天鲜味生抽、老抽、冰糖、鱼跃黄酒、鸡精，开大火煮 10 分钟。

5. 把辅料（葱、姜、蒜、洋葱、香菜、芹菜）取出；加入荷叶、畲药食凉茶汤汁，入高压锅上气（8~12 分钟），取出鸭子。

6. 开大火，加入处州白莲粉调至汤汁黏稠，放入鸭子一起翻动，装盘即可。

（三）特点与功效

药膳特点：色泽明亮、浓香可口、营养丰富。

功效作用：具有滋阴补虚、健脾养胃的功效。适合亚健康人群食用；不适合婴幼儿及急性期病人食用。

五、药乡肚包鸡

参评单位：大盘山开元名庭温泉酒店

（一）配伍组成

主料：猪肚 750 克、土鸡 1 250 克

药材：黄芪 20 克、当归 10 克、人参 10 克

辅料：生姜 20 克

调料：盐 10 克、花雕酒 10 克

（二）制作工艺

1. 用面粉、食盐、醋将猪肚反复搓揉至表面黏液干净、清除油脂，土鸡清洗干净，余水备用。

2. 黄芪、当归、人参用凉水洗净装入料包袋，将料包放进鸡肚内，再将整只鸡塞进猪肚里，用竹签固定猪肚开口，放入砂锅。

3. 锅内加生姜、料酒、水，用锡纸封住锅口后加盖，大火烧开后转小火慢炖 2.5 小时即可。

（三）特点与功效

药膳特点：香味浓郁、清汤可口、肉质酥烂。

功效作用：具有健脾开胃、补气益血的功效。适合脾胃虚弱、气血不足

者食用；不适合阴虚火旺、食积、急性外感热病者食用。

六、石斛嫩汁豆腐

参评单位：浙江寿仙谷医药股份有限公司

（一）配伍组成

主料：黄豆 300 克、鲜鸡蛋清 100 克

药材：鲜铁皮石斛汁 5 克

辅料：凉水适量，酱油、辣酱、葱花、咸菜末少许

（二）制作工艺

1. 将黄豆冲泡开后去除豆皮，用石磨磨浆后进行浆渣分离后得到豆浆。

2. 将鸡蛋清、豆浆和铁皮石斛汁按比例混合均匀，放入蒸锅内加热 5~10 分钟后冷却至 30 度以下，加入葡萄糖酸内酯，制成豆腐。

3. 豆腐单面煎，加调味汁用温火略收干汤汁，装盘即可。

（三）特点与功效

药膳特点：色泽嫩绿、鲜醇酥嫩、营养丰富、形如碧玉。

功效作用：具有清热润燥、养胃生津的功效。适合一般人群食用；脾胃虚寒者不宜多食。

七、养生石斛老鸭煲

参评单位：杭州胡庆余堂药膳餐饮有限公司

（一）配伍组成

主料：老鸭 1 000 克

药材：西洋参 5 克（春天用生晒参 5 克，秋天用鲜人参 15 克，冬天用野山参 5 克）、鲜铁皮石斛 5 克、枸杞子 3 克

辅料：生姜

调料：酒、盐、葱、水适量

（二）制作工艺

1. 准备好所需材料，鸭洗净后，切块备用。药材处理清洗后备用。

2. 鸭块凉水下锅，焯水捞出洗净备用。

3. 把鸭块、姜片等食材放入炖锅，加入清水没过食材，盖上锅盖，大火

烧开后转中火。

4. 炖煮 40 分钟。

5. 放入西洋参片、鲜铁皮石斛和枸杞子再炖煮 40 分钟。

6. 加入少许盐调味即可。

（三）特点与功效

药膳特点：汤色鲜亮、鸭块酥软、食之可口、营养丰富。

功效作用：具有滋阴润肤、清热生津、补气安神的功效。适合阴虚火旺、食少口干、大便干结、皮肤干燥者食用；不适合脾胃虚寒、大便溏泻者食用。

八、黄精鸭

参评单位：磐安县湖滨酒楼

（一）配伍组成

主料：老鸭一只约 2 000 克

药材：九制黄精 50 克

辅料：生姜 100 克，小葱 50 克，芹菜 50 克，洋葱 50 克，香叶、八角、陈皮、草果、干辣椒各 20 克，小茴香、花椒各 10 克

调料：料酒 100 克、糖 100 克、生抽 100 克、盐 20 克

（二）制作工艺

1. 将洗净的老鸭焯水后放入凉水中洗去血沫。

2. 锅中加油倒入辅料煸炒出香味后放入调料和药材。

3. 另起锅熬制焦糖倒入调味好的锅中。

4. 将老鸭放入锅中加水放到淹没老鸭为止。

5. 小火煮一小时将老鸭翻身，同时加入黄精，再煮制一小时，最后开大火收汁半小时。

6. 将老鸭捞出悬挂晾凉，再改刀装盘。

（三）药膳特点与功效

药膳特点：酱香浓郁、鲜香脱骨。

功效作用：具有滋阴润肺、补气养阴的功效。适合脾胃虚弱、阴血不足者食用；不适合脾虚湿阻、气滞者食用。

九、天麻炖鱼头

参评单位：杭州山外山菜馆有限公司

（一）配伍组成

主料：千岛湖鳙鱼头 1 500 克

药材：天麻 75 克

辅料：鱼胶 50 克、竹荪 35 克、鱼圆 10 颗、小菜心 35 克、姜片适量、葱结适量

调料：盐、料酒、熟猪油

（二）制作工艺

1. 鱼头洗净，锅烧热加油，控温，放入鱼头，煎至两面金黄待用。

2. 取大砂锅 1 只，放入煎好的鱼头、天麻、葱结、姜片、开水、料酒，用大火烧开，撇去浮沫，锅用纸封口，用线扎紧，中小火煲至 4 小时，沥出鱼汤。

3. 再将鱼头放进炖锅内，加入鱼圆、鱼胶、竹荪和鱼头汤一起炖煮，加盐调味，用桃花纸封口，再隔水炖 15 分钟即可。

（三）特点与功效

药膳特点：汤色纯白、鲜醇味香、汤浓入味、成品大气。

功效作用：具有平肝息风、祛风通络的功效。适合肝阳上亢、眩晕眼花、头风头痛、肢体麻木之人食用。

十、灵芝鸡

参评单位：龙泉市泉灵谷生物科技有限公司

（一）配伍组成

主料：公鸡 1 只约 1 000 克

药材：紫芝 20 克

辅料：生姜

调料：食用油、料酒、盐适量

（二）制作工艺

1. 将紫芝洗净；鸡宰杀后，去毛及肠杂，洗净后切成块；生姜洗净切片。锅内放适量食用油，加入姜片炒香；再放入鸡块翻炒。

2. 将黄精、陈皮加水 1 500 毫升，大火烧开，文火煮 15 分钟，去渣取汤备用；药渣用纱布另包。

3. 灵芝放入锅中，加入清水，先以大火煮沸，撇去浮沫，加入料酒，改用小火煨炖至鸡肉酥烂。

4. 加入食用盐至沸即成。

（三）特点与功效

药膳特点：皮滑肉酥、香味浓郁、鲜美可口、造型美观。

功效作用：具有温中补虚、健脾安神的功效。适合体质虚弱人群食用；不适合热性体质者食用。

第三届浙江省十大药膳（点心）作品

一、状元笔

参评单位：磐安县湖滨酒楼

（一）配伍组成

主料：面粉 100 克

药材：九制九晒黄精 30 克

辅料：山药、九制九晒芝麻 30 克

调料：猪油 30 克

（二）制作工艺

1. 九制九晒黄精和九制九晒芝麻一起打磨成泥做成丸子形状。

2. 猪油加面粉搅拌均匀做成油心。

3. 面粉加水揉成面团擀成水皮。

4. 山药另制作成笔状。

5. 用水皮将油心包起来做成排酥。

6. 排酥切片放入做好的黄精芝麻丸搓成毛笔状。

7. 锅中加油烧至150℃放入毛笔酥慢火炸至金黄色捞出控油。

（三）特点与功效

药膳特点：甜香酥脆、寓意丰富、造型别致。

功效作用：具有健脾补肾、益气养血的功效。适合脾胃虚弱、阴血不足者食用；不适合脾虚有湿、咳嗽痰多者食用。

二、桑果糕

参评单位：荻港渔庄

（一）配伍组成

主料：核桃仁 400 克

药材：桑葚 150 克

辅料：玉米淀粉 140 克、麦芽糖 900 克、白砂糖 140 克

（二）制作工艺

1. 先将配料用水稀释，倒入锅中，烧煮成黏稠状。

2. 加入桑葚、核桃仁搅拌，放在不锈钢模具中冷却，第二天切成片。

（三）特点与功效

药膳特点：香甜可口、营养丰富、绿色健康

功效作用：补肝益肾、生津润燥，乌发明目。适合一般人群食用；不适合血糖偏高者食用。

三、铁皮石斛挂面

参评单位：浙江巨香食品有限公司

（一）配伍组成

主料：麦芯粉 286.5 克

药材：铁皮石斛叶粉 9 克

辅料：食用盐 4.5 克

（二）制作工艺

1. 将面粉和铁皮石斛叶粉充分地混合均匀加入配比好的盐水，通过具有发明专利的一种药食同源面条的生产设备及工艺（发明专利号：202110557517.0）使面筋最大化地舒展和出来。面团颗粒颜色微黄、光洁、面团更加地有弹性。

2. 面团经过 15 分钟的 2 次熟化和 8 道压辊压出来的面皮光滑紧实，弹性拉力好，进行切条上架进入烘干工序。

3. 烘干工序采用中低温的温湿度进行面条干燥过程，一区冷风定条、二区保湿脱水、三区高温脱水、四区降温辅助烘干、五区常温冷却；湿面上架

有 32% 的含水量，通过烘房 5 个区域，使面条水分含量达到 12.5%，保质期达 12 个月。

4. 将烘干的挂面进行切断包装。

（三）特点与功效

药膳特点：色泽鲜绿、入口清香、滋味爽滑、筋道十足。

功效作用：益胃滋阴。适用于一般人群，脾胃虚寒者不宜多食。

四、桐君堂红曲索面

参评单位：桐君堂药业有限公司

（一）配伍组成（10 人份）

主料：精制小麦粉 1 000 克

药材：红曲 40 克

辅料：饮用水 500 克

调料：食用盐 2 克、食用油 1 克

（二）制作工艺

1. 将按比例磨成粉的红曲倒入饮用水搅拌均匀。

2. 按照 5 千克面粉配 10 碗水，再配 250 克盐的比例调配。最后 1 碗水要根据温度、湿度等掂量着加，因为盐分和水分决定了索面的筋道。

3. 和面→索面→盘面→熟面→晒面→收面六道工序。

（三）特点与功效

药膳特点：色泽鲜红、味道醇厚、面条筋道易于烹饪。

功效作用：养胃消食，活血降脂。老少皆宜尤适合高血脂人群食用。

五、花膳——八仙月饼

参评单位：温州市瓯花文化产业有限公司

（一）配伍组成

主料：桂花粉 15 克、面粉 200 克

药材：芡实、茯苓、莲子、山楂、山药、白扁豆、薏苡仁各 5 克

辅料：饼皮 25 克、椰蓉 35 克、鸡蛋 1 个

调料：糖霜 35 克、花生油 56 克、碱水 3 克

（二）制作工艺

1. 将月饼糖霜、碱水、混合拌匀，加入花生油拌匀。
2. 用面粉筛入面粉，用刮刀拌和成面团，不要过度搅拌。
3. 做好的月饼皮面团蒙上保鲜膜，静置松弛 1 小时。
4. 将松弛好的月饼皮分割加拌好的馅料搓圆。
5. 月饼裹上一层薄薄的手粉，上模具按出月饼状随后放入烤盘。
6. 烤箱 180℃，10 分钟定型。
7. 取蛋黄加蛋白混合均匀即成蛋黄水。用毛刷刷到烘烤定型的月饼半成品上。
8. 再烤 10 分钟，取出，放常规室温 2 天左右回油即可食用。

（三）特点与功效

药膳特点：色彩清雅、花香浓郁、口感松软、造型精致。

功效作用：固本培元，补益脾胃。适合脾胃虚弱者食用，不适合孕妇食用。

六、"锦绣江山"茶点

参评单位：江山市中医院

（一）配伍组成

主料：粳米粉、糯米粉
药材：九制黄精粉、九制黄精粒
辅料：芝麻、红糖

（二）制作工艺

1. 泡。将糯米与粳米提前在水中浸泡 1 小时。
2. 蒸。用木桶古法蒸制混合均匀的糯米与粳米，蒸好的米成为"糕米饭"
3. 晒。将蒸熟的糕米饭平铺在竹扁上晒 1~3 天，晒至颗粒透明、互相之间不粘连。
4. 炒。将糕米每次约 1 千克下铁锅翻炒至发黄为宜。
5. 磨。将炒米用石磨磨成米粉。
6. 拌。将米粉与黄精、红糖芝麻等粉料搅拌均匀。
7. 蒸。将搅拌好的米糕平铺在糕蒸中，并用糕铲压实，大火蒸 30 分钟，筷子插入糕中，不粘表示蒸熟。

8. 切。将蒸熟的米糕迅速倒置放在砧板上，用量糕板均匀切割。

（三）特点与功效

药膳特点：甘甜爽脆，甜而不腻，口感清新。

功效作用：补血养颜，益气健脾。适合体弱多病、食欲不振者食用；不适合急性疾病、消化不良、食积、痰湿盛者食用。

七、石斛肉麦饼

参评单位：永康宾馆有限公司

（一）配伍组成

主料：高筋面粉 200 克

药材：鲜铁皮石斛 40 克

辅料：二头乌夹心肉 450 克、梅干菜 6 克

调料：鸡精、味精、白糖适量

（二）制作工艺

1. 鲜铁皮石斛加水榨制成 100 克的铁皮石斛汁水。

2. 高筋面粉加铁皮石斛汁揉成光滑的面团。

3. 面团分成 10 等份，成直径约为 12 厘米的圆形面皮。

4. 面皮再加入调好的梅干菜肉馅；包制成 28 个褶子清晰的肉饼。

5. 上锅烤熟。

（三）特点与功效

药膳特点：色泽青黄、香气扑鼻、鲜嫩多汁。

功效作用：益胃生津，滋阴清热。老少皆宜；外感热病、积食者不宜多食。

八、江山黄精八珍糕

参评单位：江山李记康养黄精作坊

（一）配伍组成

主料：中筋面粉 15 克

药材：江山九制黄精 6 克、赤小豆 6 克、白扁豆 5 克、山药 5 克、芡实 3

克、茯苓 3 克、莲子 3 克、薏苡仁 3 克（预先磨成细粉）

辅料：八角茴香、椒盐、植物油等，适量蛋黄水（一个蛋黄加 15 克清水）

（二）制作工艺

1. 将中筋面粉和清水按 500∶240 的比例置入盆中，搅拌呈絮状，然后放入面板反复翻转揉压至面团光滑，然后用保鲜膜包裹起来，醒发松弛一个小时以上备用。

2. 将七珍粉（去黄精微粉置入蒸柜，蒸 10 分钟倒出至面板；而后将黄精粉等调味品逐渐加入至调和均匀，并揉成一个个约 35 克八珍馅备用。

3. 将备用面团揉成一个个约 15 克面饼，将八珍馅包入；放入"江山黄精"模成形，置放烤箱 230℃，烤 10 分钟移出，在表面薄薄刷上蛋黄水；再次送入烤箱 170℃，烤 12 分钟后移出即成

（三）特点与功效

药膳特点：色泛淡黄，入口绵软，甜而不腻。

功效作用：补中益气、健脾养胃、固肾益精、宁心安神。适合日常养生人群，尤其适宜少儿先天不足，成年人脾胃虚弱、气血两虚者；不适合孕妇、急性外感热病者食用。

九、磐安披萨之大蒜饼

参评单位：磐安新城酒店

（一）配伍组成

主料：高筋面粉 400 克

药材：山东大蒜 40 克

辅料：酵母粉 3 克、水 250 克

调料：土酱 20~30 克

（二）制作工艺

1. 高筋面粉加 3 克酵母粉拌匀加 250 克水调和揉面。面团揉至均匀表面光滑就可，放置 4 小时发酵。

2. 将已发酵好的面团成饼状备用。电饼铛烧热，锅底刷少许油，放入面饼，加入适量的水，加盖（水的量可以是半小碗）用中火烤 2~3 分钟。

3. 打开锅盖，在面饼上刷油翻面再加水加盖，中火烧至表面金黄，均匀撒上蒜泥，盖好锅盖焖 2 分钟，起盖撒上葱花，加盖焖 2 分钟出锅。

（三）特点与功效

药膳特点：形似披萨，用料传统，色泽金黄，蒜香浓郁。

功效作用：温中行滞，驱虫解毒。适合一般人群食用，尤宜脾胃虚寒者；阴火旺者少食。

十、石斛酥

参评单位：磐安大盘山开元名庭温泉酒店

（一）配伍组成

主料：面粉 250 克

药材：干铁皮石斛粉 10 克

辅料：猪油 120 克，绵白糖 50 克，鸡蛋 2 个

调料：小苏打 5 克

（二）制作工艺

1. 干铁皮石斛粉和面粉混合均匀，制成铁皮石斛面粉。

2. 鸡蛋与苏打粉混合均匀，再加猪油和绵白糖，最后加铁皮石斛面粉搓匀。

3. 摘剂，将面剂放入模具中成型。

4. 放入烤箱用 180℃烤 15 分钟即可

（三）特点与功效

药膳特点：香酥可口，入口即化。

功效作用：益胃生津，养阴清热。适合一般人群食用；不适合脾胃虚寒、湿盛便溏者食用。

第四届浙江省十大药膳（菜肴）作品

一、霸王戏仙草

单位：杭州胡庆余堂药膳餐饮有限公司

（一）配料用量（10人份）

主料：甲鱼1 500克

药材：鲜铁皮石斛100克、山药100克、银杏75克

辅料：盐5克

调料：无

（二）制作过程

1. 食材洗净，药材前处理。

2. 甲鱼加入生姜、料酒、大蒜焯水。

3. 甲鱼大火烧开转中火慢炖60~80分钟，加入鲜铁皮石斛段，继续文火炖。

4. 起锅前20分钟加入鲜铁皮石斛叶、山药、银杏同微炖。

5. 装盘。

（三）药膳特点

色香味：色香味美，汤清溢，齿流香。

功能：滋阴生津、健脾益气。

适宜人群：老少皆宜。

不适人群：无。

二、黄精鸡汤

单位：杭州思慧泽中药健康产业有限公司

（一）配料用量

主料：散养土鸡800克

药材：制黄精20克

辅料：枸杞12克、百合干8克、陈皮5克

调料：盐少许、冰糖少许

（二）制作过程

将配料制黄精、陈皮、百合干、枸杞、食用盐、冰糖，按生产所需量准备，将全净鸡去内脏洗清沥干，切等大块，按比例投料至生产小碗中，按比例调配好的盐糖水加热煮沸，热封碗装，灭菌消毒，冷却后加外包装。

（三）药膳特点

色香味：药香悠淡、鸡汤鲜美。

功能：健脾，润肺，滋阴。

适宜人群：一般人群均可。

不适人群：腹泻、痰多人群。

三、方前三套筒

单位：金华盘安山珍草堂

（一）配料用量（10 人份）

主料：两头乌猪肚 1 个约 750 克，山地老母鸡 1 只约 1 000 克，两头乌七星碲 500 克

药材：党参 25 克，田七 8 克

辅料：红枣 5 颗，枸杞 15 克，宣莲 100 克，米 85 克

调料：竹盐、土生姜、金华府酒等

（二）制作过程

将新鲜两头乌猪肚里外用麦粉加竹盐搓揉洗净，温水泡净。山地老母鸡整只加黄酒生姜温水洗净。七星碲切块焯水。

将备好鸡、七星蹄及药材、辅料装入猪肚，金华府酒当水注入约 750 克，大火烧开转文火炖制 5~6 小时即可。

（三）药膳特点

色香味：肉质酥软香糯，汤浓鲜香。

功能：健脾益胃，强筋健骨。

适宜人群：劳作体虚。

不适人群：痰湿、湿热体质，有积食、急性疾病或慢性疾病发作者。

四、米仁素燕窝

单位：丽水市婆媳炊烟餐饮服务有限公司

（一）配料用量（10 人份）

主料：冬瓜 400 克

药材：米仁 100 克

辅料：枸杞 5 克，薄荷 5 克

调料：冰糖 20 克，生粉 100 克

（二）制作过程

1. 将米仁洗净泡软，高压锅加热 10 分钟，备用；

2. 将冬瓜去皮，切丝，把生粉、放入开水锅中烫熟，做成素燕窝；

3. 将素燕窝放入碗中，加入米仁、冰糖水、枸杞，蒸至 3 分钟即可，放上薄荷叶。

（三）药膳特点

色香味：色雅仿真，微甜酥糯。

功能：健脾，利水，润肠。

适宜人群：一般人群均可。

不适人群：脾胃虚寒、尿频者。

五、仙汁白玉狮子头

单位：浙江寿仙谷医药股份有限公司

（一）配料用量（10 人份）

主料：白萝卜 3 个，五花肉 350 克

药材：鲜铁皮石斛 20 克、鲜铁皮石斛花 10 克、枸杞 0.5 克

辅料：鸡汤 400 克、杏鲍菇 100 克、干虫草花 10 克、鸡蛋 1 个

调料：生姜、盐、胡椒粉、黄酒、味精、生粉等各适量

（二）制作过程

1. 白萝卜取段，切四方，去掉棱角削圆，底部挖开中间掏空；五花肉切粒剁细成肉末，杏鲍菇洗净切粒，生姜切末备用。

2. 白萝卜焯水，冲凉，肉末加盐、胡椒粉、味精、黄酒，调味打上劲，加入杏鲍菇粒、生姜末、鸡蛋清，稍拌，加少许生粉、铁皮石斛花少许，肉末调好，酿入圆形萝卜。

3. 鲜铁皮石斛榨汁，酿好的萝卜狮子头加鸡汤调味，入蒸笼蒸 40 分钟（虫草花泡水，枸杞泡水，放入鸡汤加热备用）。

4. 取出蒸好的狮子头摆入盘中，取汤汁入锅勾芡，加入铁皮石斛汁淋入盘中，摆上虫草花、枸杞、铁皮石斛花即可。

（三）药膳特点

色香味：色调清新，香味淡雅，鲜美嫩滑。

功能：健脾消滞，清热润燥。

适宜人群：一般人群均可。

不适人群：无。

六、赤豆鲫鱼汤

单位：江山市中药材产业协会

（一）配料用量（10 人份）

主料：鲫鱼 1 尾（约 750 克）

药材：赤豆 100 克

辅料：陈皮 3 克

调料：姜片、盐适量

（二）制作过程

1. 赤豆洗净，加水满过豆面浸泡，泡透。

2. 陈皮洗净，加水泡软，刮去内瓤。

3. 洗净宰好的鲫鱼，沥干水分。

4. 姜洗净、切片备用。

5. 热锅倒两匙油，放入姜片、鲫鱼，中小火将鲫鱼煎至两面微黄。

6. 倒入适量清水，煮沸后放入赤豆、陈皮，大火煮 20 分钟，转小火煲一小时即可。

（三）药膳特点

色香味：呈赤豆红褐色，豆香鱼香，汤呈乳状。

功能：健脾理气，利水消肿。

适宜人群：老少皆宜。

不适人群：肾功能障碍者不宜服用。

七、猴头菇猪肚鸡

单位：庆元味问饭店有限公司

（一）配料用量（10 人份）

主料：主料：鲜猪肚 500 克、土鸡 500 克

药材：黄芪 15 克、淮山药 10 克、茯苓 10 克、枸杞 5 克

辅料：猴头菇 80 克、家酿黄酒 250 克

（二）制作过程

1. 猴头菇切片、猪肚切条待用。

2. 黄芪、淮山药、茯苓洗净待用。

3. 猪肚、土鸡煮沸去杂质后，与生姜、家酿黄酒 250 克、适量食用盐大火烧开后转小火慢炖至黄酒蒸发完毕，最后加入开水及药材，放置蒸笼蒸 1 小时。再将猴头菇放入清水中小火慢炖 15 分钟后，捞出放入猪肚鸡内一起炖 5 分钟即可。

（三）药膳特点

色香味：红白相间，香味浓郁，味道鲜美。

功能：健脾益气。

适宜人群：脾胃虚弱人群。

不适宜人群：痰湿、肝火旺盛。

八、天麻不老鸭

单位：景宁畲乡鸿宾大酒店

（一）配料用量

主料：家养老鸭（水鸭）1 000 克

药材：红枣 30 克、天麻 15 克

辅料：枸杞 3 克

调料：家酿黄酒 100 克、盐 5 克、胡椒粉 2 克、冰糖 5 克

（二）制作过程

1. 将家养老鸭（水鸭）去毛、去内脏，洗净整只备用。

2. 将老鸭加料酒、生姜、葱上蒸笼蒸 10 分钟取出洗净。

3. 将洗净污血的整鸭加料酒、适量盐、生姜、葱上蒸笼蒸 60 分钟取出，将蒸鸭的蒸鸭汤倒出备用。

4. 将蒸熟的家鸭剁成 2 厘米厚度的块，放在沙煲中，蒸鸭汤加红枣、天麻、盐、花雕酒、冰糖等调味。

5. 将调味的鸭煲加盖，用保鲜膜密封，上蒸箱蒸 60 分钟，出锅时加入枸杞即可。

（三）药膳特点

色香味：汤鲜味美、酒香四溢、汤清肉酥。

功能：清肝明目、滋阴养血、祛风通络。

适宜人群：虚劳、肝旺体质人群。

不适人群：孕妇、婴幼儿。

九、滋补养生猪肚鸭

单位：浙江商业技师学院

（一）配料用量（3人份）

主料：老鸭1只（500克）、猪肚300克

药材：铁皮石斛15克、黄精15克、枸杞15克

辅料：生姜10克、葱5克

调料：料酒30克、盐3克、味精1克

（二）制作过程

1. 将老鸭清洗干净后，放入砂锅内加入猪肚和铁皮石斛、黄精、枸杞等辅料。

2. 加入适量清水和料酒、葱、姜等，加盖密封。

3. 将砂锅置火上旺火烧沸，转小火慢炖2小时至汤鲜肉嫩后，加入适量盐、味精调味即可。

（三）药膳特点

色香味：鸭汤清香味美，药材香味浓郁。

功能：滋阴补虚。

适宜人群：亚健康或经常熬夜体质虚弱人群。

不适人群：孕妇、儿童；湿热体质、积食、急性疾病者。

十、西施羹

单位：诸暨市璟禾企业管理有限公司

（一）配料用量（10人份）

主料：豆腐250克

药材：葛根粉30克

辅料：瘦肉 20 克、木耳 10 克、虾仁 10 克、香菇 5 克、冬笋 20 克、鸡蛋 2 个、鸡汤 500 克、葱 5 克

调料：胡椒粉、盐、料酒、鸡精适量

（二）制作过程

1. 豆腐切丁放入清水中浸泡，冬笋、瘦肉、虾仁、泡发后的木耳、香菇切细末。

2. 葛根粉用水化开备用。

3. 热锅下猪油，先下瘦肉末翻炒，而后加入木耳、虾仁、香菇、冬笋、细末继续翻炒，加盐、料酒、糖。

4. 加入豆腐丁和鸡汤，煮开后小火煮 10 分钟。

5. 倒入葛根粉勾芡，形成一种浓而不稠的状态，再加入蛋清划散。

6. 撒入胡椒粉、葱花。

（三）药膳特点

色香味：汤宽汁厚、滑润鲜嫩、色泽靓丽。

功能：解热除烦、生津止渴。

适宜人群：适于热性体质者食用。

不适人群：痛风患者。

第四届浙江省十大药膳（点心、饮品）作品

一、古法八珍糕

单位：嘉兴技师学院

（一）配料用量

主料：大米粉、糯米粉

药材：茯苓、芡实、薏苡仁、党参、莲子、白术、白扁豆、干山药

调料：红糖

（二）制作过程

取药材粉碎成粉，根据八珍配料要求，加大米粉、糯米粉、红糖，用水适量化开揉到一起，放入模具定型，隔水蒸至沸腾，再蒸 10 分钟即可。

（三）药膳特点

色香味：软糯适口、药香味浓。

功能：补脾养胃，宁心安神。

适宜人群：消化不良，脾胃虚弱，便溏，食少腹痛，胸胁不畅人群。

不适人群：糖尿病人。

二、葛根猴头菇芋饺

单位：浙江原坞农业发展有限公司

（一）配料用量

主料：芋子

药材：常山纯手工葛根粉、猴头菇

辅料：鲜对虾、葱适量、鸡蛋、高山养生鸡

调料：食用盐、酱油、黄酒少许

（二）制作过程

1. 将芋子去皮洗净，蒸 15 分钟，蒸熟后备用。

2. 将鲜对虾去壳洗净去虾线后剁碎，猴头菇温水泡发 1 小时后挤干水分再泡发一小时再挤干水分后切丁，再用鸡蛋清抓拌均匀后与肉充分混合，加入少许酱油、黄酒拌匀备用。

3. 将葛根粉碾碎入容器中，放入蒸熟的芋子，趁热将其捣碎并与葛根粉充分混合均匀，揉成团。

4. 将葛根粉芋子团掐成等份小剂子并摁扁，将挑好的猴头菇肉馅包裹在里面捏 3 个角。

5. 用高山养生鸡烧成高汤，用高汤煮芋饺，沸腾加入食用盐后，将芋饺盛到放有葱花的碗中即可食用。

（三）药膳特点

色香味：汤色金黄透亮、香味清新蔓延、口感细腻滑溜。

功能：生津止渴、健脾养胃。

适宜人群：适宜热病口渴、阴虚消渴、年老体弱者。

不适人群：体质虚寒、脾胃虚弱、对菌类过敏者。

三、处州白莲糕

单位：丽水市现代广场大酒店

（一） 配料用量

主料：莲茸

药材：莲子、荷叶

辅料：绵白糖

调料：食用油

（二） 制作过程

1. 将新鲜莲子去壳后，用清水浸泡 1 小时后再去皮去芯。

2. 将莲子肉倒入蒸屉中，冷水上锅蒸 30 分钟，蒸至熟透即可。

3. 将蒸好的莲子倒入搅拌机中，加入绵白糖、食用油，搅拌成细腻的莲子糊倒入锅中，再加入淀粉水拌匀，小火煮至不粘锅即可。

4. 放入模具中压定型，盖上保鲜膜冷藏 1 小时就可以脱模，脱模后摆盘即可。

（三） 药膳特点

色香味：质地细腻、香甜软滑。

功能：健脾，养心，清热。

适宜人群：亚健康或健康人群。

不适人群：糖尿病和便秘人群。

四、蜂蜜枸杞桂花饼

单位：衢州市衢江区单氏桂花饼作坊

（一） 配料用量

主料：面粉、饴糖、桂花

药材：枸杞、芝麻

辅料：熟面粉、食用油

调料：蜂蜜

（二） 制作过程

蜂蜜枸杞桂花饼的加工主要分制皮和制馅，制皮主要使用面粉、饴糖，制馅材料有面粉、桂花、蜂蜜、枸杞、食用油等，然后进行包饼、圆饼，再上麻，在饼皮表面上一层芝麻，最后进行烘烤。

（三） 药膳特点

色香味：形似馒头，个大且圆，里面中空内壁布满桂花、枸杞、饴糖，香气诱人，口感松脆。

功能：滋补肝肾，益精明目。

适宜人群：一般人群均可。

不适人群："三高"人群。

五、石斛桃酥

单位：磐安县方正珍稀药材开发有限公司

（一）配料用量

主料：低筋面粉

药材：铁皮石斛汁

辅料：食用油、糖粉、全蛋液、盐

（二）制作过程

1. 取 1/2 低筋面粉在烤盘上铺平，放入烤箱里 180℃烘烤 15 分钟，待稍变色即可，放凉备用。

2. 低筋面粉、糖粉、泡打粉与苏打粉过滤一起搅拌均匀，粉内加入盐与白油合成酥。

3. 分 2~3 次在酥粉内加入鸡蛋，慢慢合成油面团，容器表面盖上保鲜膜把面团放入冰箱冷藏 30 分钟。

4. 30 分钟后取出面团，将约 25 克/个的剂量揉成一个小圆球放在烤盘上，压成面饼，表面刷上全蛋液。

5. 烤箱预热 180℃，烤 20~25 分钟，关火后用余温焖 10 分钟左右，桃酥转酥黄即可。

（三）药膳特点

色香味：清香美味，干酥脆甜。

功效：益胃生津、滋阴清热。

适应人群：一般人群均可。

不适人群：无。

六、铁枫堂铁皮石斛汁饮品

单位：浙江铁枫堂食品饮料有限公司

（一）配料用量（1人份）

主料：铁皮石斛茎（50克）、纯净水（213克）

药材：铁皮石斛

辅料：冰糖糖浆（5克）

（二）制作过程

取原料经三挑三拣、净料筛选、活泉清洗、原料分鉴、精料初晾、分级裁段、碾磨破碎、细磨出浆、调配均浆、静置消泡、武火烧煮、宽汤久熬、文火收汁、静置冷却、沉淀过筛、温热盛置。

（三）药膳特点

色香味：产品呈天然淡紫红色，散发铁皮石斛特有清香味。

功能：滋阴润燥。

适合人群：阴虚体质，或普通人群夏秋季节饮用。

不适人群：孕妇、婴幼儿不宜食用。

七、红盖头葛之饮

单位：浙江红盖头农业科技有限公司

（一）配料用量（1人份）

主料：葛根原汁17%

药材：葛根

辅料：水、白砂糖

调料：黄原胶、D-异抗坏血酸钠

（二）制作过程

葛根利用酶解萃取技术，利用其萃取原浆进行调配，经过26道自动GMP工序，不添加防腐剂、香精、色素而成。

葛根→切丁→酶解萃取→原浆→调配→CIP→灌装→杀菌→冷确→干燥→打码→包装→入库。

（三）药膳特点

色香味：淡淡的葛香味。

功能：生津升阳、清热解毒。

适宜人群：老少皆宜。

不适人群：无。

八、寿仙谷铁皮石斛叶饮料

单位：浙江寿仙谷医药股份有限公司

（一）配料用量（1人份）

药材：配方量的新鲜铁皮石斛叶

辅料：配方量的水、木糖醇、牛磺酸

（二）制作过程

第一步净选：选取无霉变、无腐烂的新鲜铁皮石斛叶，用流动水充分洗涤，除去泥沙和杂质。

第二步鲜榨提取：经净选的铁皮石斛叶打浆后，加入 90~95℃热水提取，过滤去渣，提取液减压低温浓缩。

第三步调配：添加配方量的木糖醇、牛磺酸，充分搅拌，保证配料充分溶解，并定容至配方量。

第四步灌装：料液经微孔滤芯过滤后，采用液体饮料流水线履带进行灌装。

第五步杀菌：使用水浴式灭菌柜进行灭菌（温度120℃，25分钟），分段冷却至常温。

（三）药膳特点

色香味：淡黄绿色，澄清透明，微甜柔腻。

功能：清热生津。

适宜人群：亚健康或健康人群。

不适人群：婴幼儿、孕妇、乳母。

九、滑滋饮银耳露

单位：浙江百兴食品有限公司

（一）配料用量（1人份）

主料：水 210 克

药材：银耳 28 克

辅料：红枣 10 克、冰糖 8 克、蜂蜜 4 克

（二）制作过程

精选→泡洗→配料→熬制→灌装→杀菌→喷码→包装。

（三）药膳特点

色香味：金黄色，味清香，入口润滑。

功能：养阴补虚、润肺护肝。

适宜人群：一般人群均可。

不适人群：糖尿病患者。

十、NFC胡柚复合果汁

单位：浙江艾佳食品有限公司

（一）配料用量（10人份）

主料：胡柚汁（含量≥90%）

药材：常山胡柚

辅料：橘子汁

（二）制作过程

1. 用心选材：榨汁主要原料出产于自营胡柚基地，全程使用进口有机肥、草炭土、农家肥。树上自然生长，挂果周期≥180天，糖度（Brix）≥10°后人工采摘。

2. 4次检测：优质的胡柚果汁会经历4次严格的产品检测：原料预检、原料到厂检、加工过程巡检、成品检测。

3. 清洗挑选：将检测合格的胡柚采用毛刷及喷淋方式进行反复清洗，在挑选输送带上进行人工二次筛选，去除残次果。

4. 物理压榨：压榨工艺为"杯式压榨"，将优质的胡柚整果通过提升机送至杯状榨汁机直接带皮压榨，最大程度保留了胡柚的独特风味。

5. 过滤精制：榨汁后的果汁通过精制机过滤，去除部分大颗粒果肉。

6. 杀菌灌装：以蒸汽为介质使用热交换器对胡柚复合果汁进行高温短时巴氏杀菌，杀菌温度90~95℃，时间15~32秒，出料温度80℃左右。杀死有害细菌的同时保留了胡柚中的营养物质和风味。该产品未添加防腐剂，采用全自动灌装流水线，灌装方式为"热灌装"。

7. 入库保鲜：杀菌灌装后的胡柚系列果汁最后经过重量鉴别、X射线异物探测合格并冷却后，装箱入库贮存。

（三）药膳特点

色香味：自然微苦，天生清凉。

功能：解辣、解腻、解酒。

适宜人群：一般人群均可。

不适人群：无。

附录二　浙江省药膳技艺比赛大事记

2014年9月21日，首届浙江省药膳烹饪大赛在磐安县举行

2015年9月20日，第二届浙江省药膳烹饪大赛在磐安县举行

2016年9月21日，第三届浙江省药膳烹饪大赛在磐安县举行

2017年9月20日，首届中华药膳烹饪大赛在磐安县举行

2018年9月10日，浙江省药膳产业发展论坛在磐安县举行

2018年9月11日，首届浙江省药膳创作大赛在磐安县举行

2019年9月9日，首届浙江省十大药膳评选揭晓

2019年9月20日，中华药膳主题宴大赛在磐安县举行

2019年9月21日，浙江省药膳制作技能大赛在磐安县举行

2019年9月21日，中国药膳产业发展论坛在磐安县举行，论坛上发布了《中国药膳产业发展报告（2019年）》

2019年12月5日，淳安市举行千岛湖十大药膳评选活动

2020年10月12日，温州市举行十大药膳评选活动

2020年10月19日，第二届浙江省十大药膳评选揭晓

2020年12月1日，龙泉市举行十大药膳评选活动

2020年12月4日，江山市举行江山黄精乌鸡煲烹饪大赛

2021年9月29日，第二届中华药膳烹饪大赛在磐安县举行

2021年11月20日，第三届浙江省十大药膳评选揭晓

2021年12月11日，衢州市举行十大药膳评选活动

2022年6月2日，浙江省举办"葛洪丹谷"杯药膳烹饪邀请赛

2022年6月29日，磐安县开展十大药膳评选活动

2022年9月26日，第四届浙江省十大药膳评选揭晓

2022年11月11日，第三届中华药膳烹饪大赛在磐安县举行

2022年12月27日，兰溪市举办十大药膳评选活动

2023 年 3 月 11 日，金华市举办十大药膳评选活动

2023 年 3 月 31 日，浙江省第二届乡村美食大会和推选"浙江十大农家特色小吃"在温州举办